AUS DER POLIKLINIK FÜR GROSSE HAUSTIERE
DIREKTOR: PROFESSOR DR. NEUMANN-KLEINPAUL

ZUR EPIDEMIOLOGIE DES ROTLAUFS

INAUGURAL-DISSERTATION

ZUR

ERLANGUNG DER WÜRDE

EINES

DOCTOR MEDICINAE VETERINARIAE

DER

TIERÄRZTLICHEN HOCHSCHULE

ZU BERLIN

VORGELEGT VON

FRIEDRICH COHEN

APPROB. TIERARZT AUS CALCAR, KRS. CLEVE/NRH.

SONDERABDRUCK AUS DEM
„ARCHIV FÜR WISSENSCHAFTLICHE UND PRAKTISCHE TIERHEILKUNDE", BD. 56

Springer-Verlag Berlin Heidelberg GmbH. 1927

ISBN 978-3-662-31287-2   ISBN 978-3-662-31491-3 (eBook)
DOI 10.1007/978-3-662-31491-3

Berlin, den 25. März 1926

Gedruckt mit Genehmigung
der Tierärztlichen Hochschule Berlin

Referent: Prof. Dr. Neumann-Kleinpaul

MEINEN LIEBEN ELTERN
UND GESCHWISTERN
IN DANKBARKEIT GEWIDMET

Zur Epidemiologie des Rotlaufs.
Einleitung.

Nach *Overbeck*[31]) ist der Rotlauf vor dem 19. Jahrhundert in Europa nicht bekannt gewesen. Erst im Jahre 1810 findet man an einzelnen Stellen Beschreibungen, die sich anscheinend auf Rotlauf beziehen. So sind nach *Wirtz* [zit. nach *Kets*[20])] im Jahre 1814 in der Provinz Utrecht einige Schweine an „het vuur", 1816 in der Provinz Gelderland an einer infektiösen Krankheit, genannt: „keelziekte", Bräune gefallen. Noch in den 80er Jahren des vorigen Jahrhunderts bezeichnete man Krankheiten, die sich nur in der Rötung der äußeren Haut glichen, als Rotlauf, Bräune, Fleckfieber, Petechialfieber, Milzbrand, Schweineseuche und Schweinetyphus. *Carsten-Harms*[14]) fand als Ursache der Krankheit im Körper der gefallenen Tiere pflanzliche Parasiten von 5 verschiedenen Formen: Fäden, Ketten, blasige Gebilde, Schollen und Sporen. Er glaubte nicht an die Infektiosität, und nach seiner Meinung hinterließ die Krankheit keine Immunität. Im Jahre 1878 veröffentlichte *Klein* [zit. nach *Overbeck*[31])] in London eine Beschreibung eines Bacillus, der größer als der Milzbrandbacillus sei, als Ursache einer Schweinekrankheit, die man in England, auf dem Kontinent und in Amerika beobachtete, als Pneumo-Enteritis, Hog-Cholera, Pig-Typhoid, Red-Soldier, Bösartiger Rotlauf, Erysipelas, Rouget mal. Später ist von *Salmon* [zit. nach *Overbeck*[31])] nachgewiesen worden, daß es sich um ein Fäulnisbacterium gehandelt hat. Im Jahre 1882 teilte *Eggeling* [zit. nach *Fröhner*[12])] den Sammelbegriff Rotlauf in mehrere selbständige Seuchen: Sporadischer Kopfrotlauf, Nesselfieber, Rotlaufseuche, Schweineseuche. Berücksichtigt man die verschiedenen Ansichten über das Wesen der Rotlaufseuche bis zur Entdeckung des Bacillus rhusiopathiae suis durch *Löffler*, so bekommt man vor dem Jahre 1885 kein zuverlässiges Bild über die Verbreitung dieser Seuche. Nach den Berichten von *Lydtin* und *Schottelius*[24]) soll der Rotlauf schon Anfang des vorigen Jahrhunderts unter dem Namen „Milzbrand" über das ganze Land verbreitet gewesen sein. Die Landwirtschaft wurde derart durch diese Seuche geschädigt, daß man die Veterinärtechniker bat, ihr mehr Aufmerksamkeit zu schenken. Im Jahre 1871 richtete der Großherzogliche Medizinalrat folgendes Ansuchen an das Badische Ministerium des Innern: „Die

Rotlaufkrankheit der Schweine fordert alljährlich, insbesondere in den Sommermonaten, zahlreiche Opfer. In manchen Jahren ist diese Seuche in einem sehr bedenklichen Grade verbreitet, und zwar nicht allein im Großherzogtum, sondern in Deutschland und in ganz Europa."

„Diese Seuche ist leider bezüglich ihrer Natur, ihrer ursächlichen Verhältnisse und Ansteckungsfähigkeit noch nicht in dem Grade erkannt, daß sich darauf ein Vorbauungs- und Tilgungsverfahren (also polizeiliche Vorschriften überhaupt) mit einiger Sicherheit gründen ließen. Da diese Seuche aber eine volkswirtschaftliche Bedeutung in dem Grade hat, daß sie zuweilen in einzelnen Bezirken einen Verlust von mehreren Tausend Gulden bewirkt, so halten wir es für zweckmäßig, daß auch die Verwaltung zu ihrer näheren Erforschung die Hand bietet, wie es bereits in anderen Fällen mit Erfolg geschehen ist."

Tabelle 1. *Der Rotlauf der Schweine in Baden vom Jahre 1875—1884.*
Nach Lydtin und Schottelius.

Jahr	Gesamtzahl der Schweine	Zahl der betroffenen Gemeinden		Zahl der erkrankten Schweine		Von den Erkrankten			Schadensumme
						sind genesen %	wurden für den Genuß geschlachtet %	sind umgestanden %	Mark
1875	344 326	373	23,6%	5 963	1,73%	11,6	66,2	22,2	132 131
1876	321 191	302	19,1%	4 042	1,23%	12,7	63,6	23,7	91 484
1877	337 060	253	16,0%	3 434	1,02%	10,6	62,3	27,1	83 203
1878	362 659	424	26,8%	7 503	2,06%	12,6	60,9	26,5	166 232
1879	332 476	352	22,2%	5 651	1,70%	9,6	65,6	24,8	116 650
1880	299 125	322	20,3%	3 717	1,24%	13,1	60,4	26,5	87 835
1881	363 949	238	15,0%	2 900	0,79%	14,8	61,3	23,9	66 725
1882	291 001	430	27,0%	8 348	2,79%	8,4	64,4	27,2	194 813
1883	370 589	421	26,6%	8 446	2,28%	10,7	65,2	24,1	192 350
1884	393 244	607	38,3%	12 564	3,19%	11,3	65,4	23,3	269 429
Durchschnitt der 10 Jahre...			23,49%		1,8%	12%	63%	25%	

Vom Jahre 1875—1884 sind in Baden von den vorhandenen Schweinen 1,8% an Rotlauf erkrankt (Tab. 1). Von den Erkrankten sind nur 12% genesen, 63% abgeschlachtet, 25% umgestanden. Die prozentuale Erkrankungsziffer schwankt zwischen 0,79% im Jahre 1881 und 3,19% im Jahre 1884. Von 100 erkrankten Schweinen sind genesen im Jahre 1882 = 8,4%, 1881 = 14,8%. Die Zahl der betroffenen Gemeinden schwankt zwischen 15% (1881) und 38,3% (1884). 1882—1884 nahm die Morbidität zu. Im Jahre 1881 erkrankten 0,79%, 1882 = 2,79%, 1883 = 2,28%, 1884 = 3,19%; auf die prozentualen Verluste durch Gefallene und Getötete hatte die Morbidität keinen Einfluß. Bezüglich der räumlichen Verbreitung bildet das Jahr 1884 eine Ausnahme mit 38,3% der verseuchten Gemeinden, während in den anderen Jahren der Prozentsatz nur zwischen 15 und 27% schwankt. Im Durchschnitt sind von den nicht Genesenen 88%: 25% gefallen und 63% getötet. Mithin übertrifft die Zahl der Getöteten die Zahl der Gefallenen um das $2^{1}/_{2}$fache. Nach den *Ellenberger-Schütz*-Jahresberichten[8]) sind im Jahre 1891 in Baden 11 656 erkrankt, davon sind 1581 genesen, 6778 geschlachtet und 2397 umgestanden.

An Rotlauf

	erkrankt	genesen	geschlachtet	umgestanden
1892	6336	806	3707	1823
1893	4960	795	2131	1234
1894	4495	908	2171	1416
1895	7769	1281	3929	2559

Wir sehen also, daß die Berichte aus Baden vom Jahre 1891—1895 dieselben Verhältnisse zeigen, wie die Zusammenstellung von *Lydtin* und *Schottelius*[24]). Im Jahre 1891 finden wir die ersten Angaben über die Verbreitung des Rotlaufs in Preußen, und zwar vom Juli bis September

	Juli	August	September
Verseuchte Gemeinden	7232	5833	5787
Gefallen oder getötet	60898	34846	25217

Innerhalb 3 Monaten fielen oder wurden getötet insgesamt 120961. In Betracht zu ziehen ist, daß keine Anzeigepflicht für Rotlauf bestand. Die Verseuchung wird mithin viel größer gewesen sein, als man angab. Eine Anzahl der Fälle gehörte wohl dem Rotlauf nicht an, da durch Laien Erhebungen stattfanden. Nach *Steffen*[49]) (1889) forderte der Rotlauf im Regierungsbezirk Magdeburg jährlich 15—20000 Schweine. *Schilling*[51]) berichtet 1890, daß 19,7% sämtlicher Gemeinden seines Regierungsbezirkes verseucht und 50% der in den Stallungen befindlichen Schweine erkrankt waren. Aus anderen Ländern liegen aus dieser Zeit noch einzelne Angaben vor. In Österreich wurde im Jahre 1882 bei 1775 Schweinen in 96 Orten Rotlauf festgestellt. Von den Erkrankten fielen 1357, und 297 wurden getötet, Gesamtverlust = 1694 oder 94%. 1883 waren 28182 Schweine erkrankt, 266 Orte verseucht, der Gesamtverlust betrug 2631. Das vermehrte Auftreten wird dem Umstande zugeschrieben, daß man der Krankheit mehr Aufmerksamkeit zuwendete. *Ableitner* (zit. nach ES.*)[8]) berichtet 1883, daß in Dänemark die Mortalität 70,8% betrug. Von Frankreich erfahren wir, daß jährlich 100000 Schweine an Rotlauf zugrunde gingen [*Nocard* und *Leclainche*, zit. nach *Hutyra* und *Marek*[17])]. In Österreich stieg die Zahl der verseuchten Gemeinden vom Jahre 1881—1900 von 953 auf 2368 jährlich, jene der erkrankten Schweine von 9286 (0,25% des Schweinebestandes) auf 14891 (32%), später bis zum Jahre 1907 auf 26669. Das Ansteigen in diesen Jahren führt man darauf zurück, daß die Einführung der Rotlaufimpfungen eine genauere Anzeige über die Rotlauffälle mit sich brachte [*Hutyra-Marek*[17])].

In Ungarn war die Krankheit in den Niederungen der Theiß bis zum Jahre 1870 kaum bekannt. 1899—1908 sind durchschnittlich 30797 Schweine erkrankt, 1909—1911 ist die Zahl der betroffenen Gemeinden von 2172 auf 1215, die Zahl der Erkrankungsfälle von 49558 auf 21648 zurückgegangen. Nach den „Jahresberichten über die Verbreitung von Tierseuchen im Deutschen Reiche" erkrankten in Belgien pro Jahr 2000 Schweine an Rotlauf. In U.S.A. kam nur die gutartige Form vor. In Großbritannien erkrankten 1889: 25885, 1890: 29092, 1891: 32439.

Vom Jahre 1897 ab erscheinen in *Deutschland* die ersten zusammenfassenden statistischen Angaben über den Rotlauf einschließlich Backsteinblattern aus Preußen, Sachsen, Baden, Coburg-Gotha und Bremen. Seit 1898 liegen Meldungen vor aus allen deutschen Staaten. Bis zum Jahre 1913 sind die Rotlaufverluste an Gefallenen und Getöteten zusammengefaßt aufgeführt, vom Jahre 1914—1923 getrennt, 1924 Gefallene und Getötete wieder zusammengefaßt.

---

[1]) ES = *Ellenberger-Schütz*, Jahresberichte über die Leistungen auf dem Gebiete der Veterinärmedizin. Verlag J. Springer, Berlin.

Schweinebestand im Deutschen Reiche, in Preußen, Sachsen, Bayern, Baden, Württemberg und Hessen und in den einzelnen Provinzen Preußens.

Bei den großen Schwankungen, denen unsere Schweinezucht unterworfen ist, ist es erforderlich, die Größe des Tierbestandes bei der Betrachtung eines Seuchenganges zugrunde zu legen. Die Tab. 2, 3 und 4 und Kurve 1 zeigen uns die Schweine-

Tabelle 2. *Der in den Jahren der stattgefundenen Viehzählungen festgestellte Schweinebestand im Deutschen Reiche, zusammengestellt nach dem Statistischen Jahrbuch, herausgegeben vom Statistischen Reichsamt in 1000 Stück.*

Zähltag	Jahr	Deutsches Reich	Zähltag	Jahr	Deutsches Reich
	1897	14 274,6	1. III.	1918	5 723,1
	1900	16 807,0	1. IV.	1918	8 253,6
	1904	18 920,7	2. IX.	1918	10 911,4
	1907	22 146,5	4. XII.	1918	10 270,6
	1912	21 923,7		1919	11 594,4
	1913	25 659,1		1920	14 179,1
Juni	1914	25 305,7		1921	15 817,8
Dezember	1914	25 341,2		1922	14 679,0
	1915	17 287,2	1. X.	1923	17 307,8
	1916	17 002,4		1924	16 894,8
	1917	11 051,6		1925	16 159,7

Anmerkung: In den Jahren mit fehlendem Datum fand die Zählung Anfang Dezember statt. Zahlen von 1925 sind die vorläufigen Ergebnisse.

Tabelle 3. *Der in den Jahren der stattgefundenen Viehzählungen festgestellte Schweinebestand in Preußen, Bayern, Sachsen, Württemberg, Baden und Hessen, zusammengestellt nach dem Statistischen Jahrbuch, herausgegeben vom Statistischen Reichsamt.*

Zähltag	Jahr	Preußen	Bayern	Sachsen	Württemberg	Baden	Hessen
	1897	9 390,2	1412,6	498,5	433,5	411,3	271,6
	1900	10 966,9	1757,2	576,9	514,1	497,9	313,4
	1904	12 563,9	1857,7	639,8	549,7	515,0	338,8
	1907	15 095,8	2056,2	744,5	537,1	558,2	384,8
	1912	15 475,7	1814,4	657,0	482,2	476,2	337,0
	1913	18 071,1	2106,3	760,2	583,6	581,0	409,3
Juni	1914	17 967,9	2019,7	743,6	525,9	566,8	401,6
Dezember	1914	17 663,8	2191,9	775,8	547,6	591,9	410,3
	1915	11 803,2	1708,3	591,1	437,5	412,7	298,5
	1916	11 758,6	1579,5	509,0	445,9	434,5	302,7
	1917	7 239,5	1357,4	310,5	323,2	321,8	229,2
1. III.	1918	3 680,9	749,6	159,7	169,4	183,1	91,6
1. IV.	1918	5 512,8	945,8	216,5	212,4	214,9	157,4
2. IX.	1918	7 226,8	1301,3	264,4	302,2	303,6	220,3
4. XII.	1918	7 004,1	1240,4	272,3	291,6	290,1	185,5
	1919	7 640,9	1488,0	350,3	321,3	344,7	229,3
	1920	9 383,9	1740,7	454,3	416,0	419,4	284,7
	1921	10 440,1	1884,5	562,7	469,2	467,8	285,9
	1922	9 576,7	1855,5	507,5	440,2	426,2	305,8
1. X.	1923	11 577,5	1991,1	570,5	462,8	483,0	368,7
	1924	11 426,2	1817,3	621,3	425,5	425,5	329,9
	1925	10 937,1	1728,5	618,8	441,3	412,5	289,7

Anmerkung: In den Jahren mit fehlendem Datum fand die Zählung Anfang Dezember statt. Zahlen von 1925 sind die vorläufigen Ergebnisse.

Tabelle 4. *Der in den Jahren der stattgefundenen Viehzählungen festgestellte Schweinebestand in den einzelnen Provinzen Preußens. Zusammengestellt nach dem Statistischen Jahrbuch, herausgegeben vom Statistischen Reichsamt in 1000 Stück.*

Zähltag	Jahr	Ost-preußen	West-preußen	Berlin	Brandenburg	Pommern	Posen	Schlesien	Sachsen	Schleswig-Holstein	Hannover	Westfalen	Hessen-Nassau	Rheinprovinz	Hohenzollern
	1897	779,3	534,4	10,8	885,5	784,5	665,1	789,8	1068,9	482,4	1314,7	795,5	464,5	790,3	24,5
	1900	841,6	627,0	11,0	1034,6	936,4	771,6	952,6	1261,0	611,7	1556,9	884,9	556,2	893,5	27,9
	1904	996,6	767,3	9,2	1088,4	1061,9	937,1	983,2	1386,1	806,5	1889,8	1024,9	607,5	978,6	26,8
	1907	1154,3	907,2	—	1274,5	1202,5	1142,1	1220,5	1604,6	1128,9	2348,7	1255,6	702,4	1124,7	29,1
	1912	1233,8	933,4	—	1181,4	1178,6	1114,5	1196,6	1393,2	1400,2	2814,2	1307,3	666,4	1034,2	27,2
	1913	1337,4	1026,5	—	1386,5	1329,7	1315,0	1394,4	1591,0	1763,6	3352,5	1546,0	768,7	1228,5	30,6
Juni 1914	1914	1244,3	1141,4	—	1292,0	1285,7	1324,4	1426,6	1494,6	1865,8	3282,8	1617,6	720,6	1243,3	28,2
Dezember	1914	852,5	1044,9	—	1417,6	1325,9	1293,1	1321,9	1655,0	1734,7	3403,0	1588,2	780,4	1217,6	28,5
	1915	928,6	772,5	—	1092,4	975,1	1040,7	1012,3	1242,6	631,3	1698,2	956,3	589,5	840,2	22,9
	1916	946,9	802,8	—	1074,9	1008,3	1069,7	1050,1	1229,1	600,8	1526,3	974,2	576,7	874,2	24,2
	1917	612,1	466,7	—	707,0	586,4	697,4	674,2	737,3	247,2	896,1	607,4	425,8	589,8	18,1
1. III.	1918	352,2	241,8	—	354,4	312,4	352,8	282,1	375,6	126,0	534,1	320,4	182,9	238,0	7,7
1. IV.	1918	532,1	355,4	—	477,0	445,4	482,8	386,6	541,6	234,5	765,2	568,6	287,8	425,5	10,4
2. IX.	1918	709,6	454,9	—	628,5	572,4	594,9	550,9	688,7	290,8	997,8	721,7	403,8	597,5	14,8
4. XII.	1918	665,9	462,1 Posen u. Westpr.	—	656,7	569,0	641,8 Oberschlesien	567,1	713,3	285,1	916,8	632,3	370,0	508,3	15,1
	1919	828,0	131,5	—	829,8	756,4	—	739,8 Niederschlesien	914,1	442,1	1205,9	762,3	439,6	573,7	17,2
	1920	988,6	157,2	32,5	957,2	890,0	366,7	606,8	1186,3	459,6	1463,4	946,8	519,6	751,3	21,2
	1921	1050,7	159,1	27,7	1015,1	952,6	263,3	671,6	1315,8	774,9	1813,7	1038,1	552,1	779,9	25,0
	1922	974,9	148,8	28,4	954,5	879,2	243,6	632,4	1225,1	640,7	1586,8	897,7	579,1	762,1	22,8
1. X.	1923	1123,9	187,3	33,9	1132,9	1045,4	283,7	759,0	1383,6	749,8	2025,3	1205,2	680,1	943,7	23,0
	1924	990,2	197,8	26,2	1141,2	1077,1	290,3	774,9	1414,4	831,9	2104,9	1079,8	622,4	852,5	22,2
	1925	972,5	184,5	25,4	1054,2	1076,2	303,1	761,4	1266,0	856,7	2073,9	1010,4	573,6	754,8	23,7

Anmerkung: In den Jahren mit fehlendem Datum fand die Zählung Anfang Dezember statt. Zahlen von 1925 sind die vorläufigen Ergebnisse.

haltung im Deutschen Reiche, in Preußen, Bayern, Sachsen, Württemberg, Hessen und Baden und in den einzelnen Provinzen Preußens. Die Zahlen sind zusammengestellt nach dem Statistischen Jahrbuch, welches vom Statistischen Reichsamt herausgegeben wird. Viehzählungen fanden vom Jahre 1912—1925 alljährlich im Dezember statt, im Jahre 1923 am 1. Oktober. In den vorhergehenden Jahren fanden Zählungen statt: 1897, 1900, 1904 und 1907. Bis auf das Jahr 1925 handelt es sich um endgültige Zahlen. Aus der Tabelle und der zugehörigen Kurve geht hervor, daß unser Schweinebestand innerhalb 16 Jahren (1897—1913) sich nahezu verdoppelt hatte. In der von Jahr zu Jahr ansteigenden Kurve fällt uns die Zeit von 1907—1912 mit dem Aufhören der Vermehrung des Schweinebestandes auf (Mißernte des Jahres 1911). Der Aufschwung unserer Schweinezucht zu Anfang des 20. Jahrhunderts läßt sich wohl damit in Zusammenhang bringen, daß die Schweinehaltung seit dem Rückgange der Schafzucht in Verbindung mit dem intensiven Wirtschaftsbetrieb, durch die Nebenprodukte in Molkereien und Brennereien und sonstigen technischen Nebenprodukten für die Landwirtschaft immer unentbehrlicher wurde. Der Schweinebestand am Ende 1914 zeigt im Vergleich zu 1913 einen Rückgang um 300000 Stück, was man dem Ausbruch des Krieges zuschreiben muß. Der rapide Abstieg unserer Schweinehaltung innerhalb des Jahres 1915 um ca. 7 Millionen ist auf die zwangsweise Abschlachtung (Kriegsmaßnahme) zurückzuführen. Von jeder Zufuhr aus anderen Ländern abgeschnitten, war es für die Ernährung unseres Volkes rationeller, die pflanzlichen Produkte auf direktem Wege für die Ernährung unseres Volkes zu verwenden. Die immer schlechter werdende allgemeine wirtschaftliche Lage machte sich bemerkbar in der rapiden Abnahme bis zum tiefsten Stande am 1. III. 1918. Von diesem Zeitpunkte an bis zum Ende des Krieges macht sich ein Anstieg um ca. 5 Millionen bemerkbar (Aufhören der Abschlachtung unseres Schweinebestandes). In den ersten Monaten der Nachkriegszeit senkte sich der Bestand um eine halbe Million („Schwarzschlachtungen", Heimkehr unserer Truppen). Bei der letzten Viehzählung 1925 hatten wir einen Bestand von 16 Millionen, welcher ungefähr dem Stande von 1907 entspricht. Die allmählich ansteigende Kurve bis zum Jahre 1923 wird durch das Jahr 1922 unterbrochen. (Kein Kraftfutter aus anderen Ländern wegen Zerfalls der deutschen Währung). Berücksichtigt man die Schweinezahl in den entrissenen deutschen Gebieten, so steht 1925 der Schweinebestand im Deutschen Reiche dem des Jahres 1913 mit 30% nach.

Betrachten wir die Tab. 3 (Länder), so haben wir dieselben Verhältnisse, wie in der Kurve des „Schweinebestandes im Deutschen Reiche". Die höchste Zahl haben wir 1913—1914, die niedrigste Zahl am 1. III. 1918. Vergleichen wir nun in den einzelnen Ländern den Schweinebestand von 1897 mit dem tiefsten und dem von 1925, so sehen wir, daß die Erholung in der Nachkriegszeit am günstigsten lag im Freistaat Sachsen. — Baden, Württemberg und Sachsen hatten am 1. III. 1918, dem Tage des tiefsten Standes, ungefähr denselben Bestand. Von 1918—1925 hat sich die Zahl der Schweine in Sachsen vervierfacht. In Baden ist die Zahl um das $2^1/_4$fache, in Württemberg um das $2^1/_2$fache gestiegen. Der höchste Stand in Sachsen übertraf den entsprechenden von Baden und Württemberg um 200000. Die Schweinezahl in den einzelnen Provinzen Preußens (Tab. 4) schwankte ebenfalls in demselben Umfange, wie die des Deutschen Reiches und der angeführten Länder. Eine Ausnahme machte Schleswig-Holstein und Hannover. Seit dem tiefsten Stande am 1. III. 1918 war in Schleswig-Holstein bis 1925 die Zahl der Schweine um das 7fache gestiegen, in Hannover um das 4fache, während die anderen Provinzen ihren Schweinebestand durchschnittlich verdreifachen konnten. An diesen Zahlen sieht man, daß gerade in Schleswig-Holstein und Hannover die Zucht der Schweine rege betrieben wird. Schleswig-Holstein mußte im Kriege seinen

Bestand auf ein Fünfzehntel herabsetzen, während die anderen Provinzen, mit Ausnahme der Provinz Hannover, deren Bestand auf ein Sechstel herabgesetzt war, nur $^3/_4$ oder $^4/_5$ einbüßten.

Deutsches Reich.

(Vgl. Diagramm 1 und Kurven 2—4.)

Um über die Zahl der an Rotlauf erkrankten, gefallenen und getöteten Schweine im Deutschen Reiche eine bessere Übersicht und brauchbare Vergleichsziffern zu erlangen, erschien es angebracht, den Zeitraum von 1897—1925, in welchen Jahren die vorhandene Statistik einigermaßen vollständig ist, in drei Zeiträumen getrennt zu behandeln und einander gegenüber zu stellen.

Der erste Zeitraum umfaßt die Zeit von 1897—1913, der zweite den Zeitraum von 1914—1918 und der dritte denjenigen von 1919—1924 einschließlich.

Der Einfachheit halber soll der erstgenannte Zeitraum auch als Vorkriegszeit, der zweite als Kriegszeit, der dritte als Nachkriegszeit bezeichnet werden.

Vorkriegszeit 1897—1913 einschließlich.

Wie aus den Tab. 5 und 6 ersichtlich ist, schwankt die Zahl der an Rotlauf erkrankten Schweine innerhalb des Deutschen Reiches zwischen 33 950 (Jahr 1897: Schweinebestand 14 274 600 Stück) und 91 622 (1913) (Schweinebestand 25 659 100 Stück). Das Jahr 1903 (Schweinebestand ca. 17 Millionen Stück) mit 89 087 Erkrankungen kommt der Zahl von 1913 am nächsten.

Betrachten wir die absolute Zahl der gefallenen und getöteten Schweine, so erreicht das Jahr 1901 mit 31 077 (= 87,71% der Erkrankten) den niedrigsten Stand und das Jahr 1903 mit 73 179 = 82,1% der Erkrankten den Höchststand.

Die Prozentzahl der gefallenen und getöteten, im Verhältnis zur Zahl der erkrankten Schweine, schwankt zwischen 63,7% im Jahre 1910 und 94,7% im Jahre 1897. Wir sehen, daß die Prozentzahl der gefallenen und getöteten zur Zahl der erkrankten Schweine von 1897 mit ganz geringen Schwankungen allmählich abnimmt, jedoch nur bis einschließlich 1910, dann aber wieder etwas ansteigt, um in den Jahren 1911 und 1912 69,8 bzw. 68,5% zu erreichen und im Jahre 1913 auf 65,4% zurückzugehen.

Kriegszeit 1914—1918 einschließlich.

Während der Kriegsjahre schwankte die Zahl der an Rotlauf erkrankten Schweine zwischen 44 656 im Jahre 1915 (Schweinebestand: 25 341 200 Stück) und 171 228 im Jahre 1916 (Schweinebestand: 17 287 200). Die nächste Höchstziffer weist das Jahr 1917 (Schweinebestand: 17 002 400 Stück) mit 129 792 auf. Während das Jahr 1914 (Schweinebestand: 25 659 100 Stück) mit 89 964 Erkrankten an 3. Stelle steht, gehen die Erkrankungen im Jahre 1918 (Schweinebestand: 11 051 600 Stück) auf 46 209 Fälle zurück.

Was die absoluten Zahlen der Gefallenen und Getöteten betrifft, so schwanken diese während der Kriegsjahre zwischen 31 398 (= 70,3% der Erkrankten) im Jahre 1915 und 138 874 (= 81,2% der Erkrankten) im Jahre 1916. Die nächste Höchstziffer erreicht das Jahr 1917 mit 108 827; es schließt sich weiter an das Jahr 1914 mit 57 553 und schließlich das Jahr 1918 mit 34 253 und das Jahr 1915 mit 31 398. Die Prozentzahlen (Gefallene und Getötete: Erkrankten) schwanken zwischen 63,9% (1914) und 83,9% (1917); dann folgt 1916 mit 81,2%; 1918 mit 74,1%; 1915 mit 70,3%.

Wir sehen während der Kriegsjahre den niedrigsten Stand der Erkrankten sowie der Getöteten und Gefallenen im Jahre 1915; dann erfolgt plötzlich ein

Tabelle 5. Zahl der in den Jahren 1897—1924 im Deutschen Reiche an Rotlauf einschl. Backsteinblattern erkrankten Schweine nach den Vierteljahrsstatistiken des Reichsgesundheitsamtes. Gesamtzahl der gefallenen und getöteten Schweine pro Jahr.

	1897	1898	1899	1900	1901	1902	1903	1904	1905	1906	1907	1908	1909	1910
1. Viertelj.	1 759	1 692	2 953	2 200	2 288	2 623	4 677	4 554	3 991	3 774	3 952	3 800	2 633	5 422
2. ,,	11 098	9 382	10 708	9 412	9 419	9 117	21 988	12 882	12 586	17 315	16 322	13 465	10 462	17 334
3. ,,	16 622	19 241	24 026	24 931	16 158	30 314	44 299	26 600	27 135	36 998	36 268	25 193	30 093	38 413
4. ,,	4 471	8 252	8 082	8 671	7 564	10 328	18 123	13 753	9 249	18 636	19 077	10 231	18 260	15 188
Erkrankt pro Jahr	33 950	38 567	45 769	45 214	35 429	52 382	89 087	57 789	52 961	76 723	75 619	52 689	61 448	76 357
Gefallen u. getötet	32 150	35 978	41 668	40 048	31 077	43 757	73 179	45 299	40 741	56 367	55 720	35 714	42 293	48 657
Prozentzahl	94,7%	93,29%	91,05%	88,57%	87,71%	83,5%	82,1%	78,4%	76,9%	73,5%	73,7%	67,8%	68,8%	63,7%

	1911	1912	1913	1914	1915	1916	1917	1918	1919	1920	1921	1922	1923	1924
1. Viertelj.	4 677	4 228	4 036	6 015	3 044	3 304	4 712	2 456	1 951	2 673	2 992	—	—	—
2. ,,	15 323	13 635	15 407	19 459	8 770	19 053	25 885	9 915	7 778	18 796	19 235	—	—	—
3. ,,	32 528	28 329	47 817	51 441	23 496	108 138	76 645	24 225	28 339	31 940	42 903	—	—	—
4. ,,	13 881	8 813	24 362	13 049	9 346	40 733	22 550	9 613	9 499	8 768	18 144	—	—	—
Erkrankt pro Jahr	65 809	55 005	91 622	89 964	44 656	171 228	129 792	46 209	47 569	62 177	83 274	73 127	82 547	104 468
Gefallen u. getötet	45 957	38 244	59 971	57 553	31 398	138 874	108 827	34 253	28 771	35 393	59 753	46 421	53 593	65 407
Prozentzahl	69,8%	69,5%	65,4%	63,9%	70,3%	81,2%	83,9%	74,1%	60,5%	56,9%	60,9%	63,48%	64,9%	64,52%

Tabelle 6. *Relative Zahlen der erkrankten, gefallenen und getöteten Schweine im Deutschen Reiche von 1898—1924.*
Berechnung auf je 100 Stück des Schweinebestandes.

A = erkrankt, B = gefallen und getötet, B_1 = % der gefallenen und getöteten von den erkrankten, C = gefallen, C_1 = % der gefallenen von den erkrankten, D = getötete, D_1 = % der getöteten von den erkrankten (absolute Zahl). a = erkrankt, b = gefallen und getötet, c = gefallen, d = getötet (auf je 100 Stück). Schweinebestand nach der im Dezember des vorhergehenden Jahres stattgefundenen Viehzählung. (1923 fand die Viehzählung am 1. X. statt.)

Jahr	Schweine-bestand in 1000 Stück	A	B	B_1	C	C_1	D	D_1	a	b	c	d	Jahr
1898	14 274,6	38 567	35 978	93,2	—	—	—	—	0,270	0,252	—	—	1898
1901	16 807,0	35 429	31 077	87,7	—	—	—	—	0,210	0,184	—	—	1901
1905	18 920,7	52 961	40 741	76,9	—	—	—	—	0,280	0,215	—	—	1905
1908	22 146,5	52 689	35 714	67,8	—	—	—	—	0,238	0,161	—	—	1908
1913	21 923,7	91 622	59 971	65,4	34 500	37,6	25 471	27,8	0,418	0,273	0,157	0,116	1913
1914	25 659,1	89 964	57 553	63,9	36 474	40,5	21 079	23,4	0,350	0,224	0,140	0,082	1914
1915	25 341,2	44 656	31 398	70,3	19 113	42,8	12 285	27,5	0,176	0,123	0,075	0,048	1915
1916	17 287,2	171 228	138 874	81,2	52 653	30,8	86 221	50,4	0,991	0,803	0,304	0,498	1916
1917	17 002,4	129 792	108 827	83,9	43 825	33,8	65 002	50,1	0,763	0,640	0,257	0,382	1917
1918	11 051,6	46 209	34 253	74,1	13 966	30,2	22 285	43,9	0,418	0,309	0,126	0,183	1918
1919	10 270,6	47 569	28 771	60,5	12 447	26,2	16 324	34,3	0,463	0,280	0,121	0,158	1919
1920	11 594,4	62 177	35 393	56,9	15 180	24,4	20 213	32,5	0,537	0,305	0,131	0,174	1920
1921	14 179,1	83 274	50 753	60,9	23 408	28,1	27 345	32,8	0,588	0,358	0,165	0,193	1921
1922	15 817,8	73 127	46 421	63,5	18 106	24,8	28 315	38,7	0,462	0,293	0,117	0,179	1922
1923	14 679,0	82 547	53 593	64,9	17 701	21,4	35 892	43,5	0,562	0,365	0,120	0,245	1923
1924	17 307,8	104 468	65 407	64,5	—	—	—	—	0,603	0,378	—	—	1924

rapides Aufschnellen im Jahre 1916; ein geringes Abschwellen im Jahre 1917; ein bedeutendes im Jahre 1918.

Bemerkenswert ist, daß die höchste Prozentzahl der Gefallenen und Getöteten im Jahre 1917 zu verzeichnen ist, während 1916 erst an 2. Stelle kommt.

Nachkriegszeit 1919—1924 einschließlich.

In der Nachkriegszeit liegen die statistischen Zahlen bis einschließlich 1924 vor. Die Höchstzahl der erkrankten Schweine fällt auf das Jahr 1924 mit 104468 (Schweinebestand: 17307800), die niedrigste Ziffer auf das Jahr 1919 mit 47569 (Schweinebestand: 10270600 Stück). Auffallend ist ein allmähliches Ansteigen der Erkrankungsziffer von 1919—1924 durchschnittlich von 7000—10000; in den Jahren 1921 beträgt der Zuwachs über ca. 21000 und im Jahre 1924 sogar ca. 22000 gegen das Vorjahr.

Die Zahlen der gefallenen und getöteten Schweine bewegen sich zwischen 28771 (1919) und 65407 (1924), wobei von 1919 ein Ansteigen auf 50753 (1921) mit einem Schweinebestand von 14179100, im Jahre 1922 (Schweinebestand: 14679000 Stück) ein Abfallen auf 46421, im Jahre 1923 (Schweinebestand: 14679000 Stück) wiederum ein Ansteigen auf 53593 und im Jahre 1924 (Schweinebestand: 17307800 Stück) auf 65407 festzustellen ist.

Verhältnis der Gefallenen und Getöteten zu den Erkrankten.

Die Prozentzahlen schwanken zwischen 56,9% (1920) bei einem Schweinebestand von 14179100 und 64,9% (1923); dann folgen nach der Höchstziffer 1924 mit 64,5%; 1921 mit 60,9% und 1919 mit 60,5%.

Von 1913—1923 einschließlich liegen Angaben vor, wie groß die Verluste der an Rotlauf gefallenen Schweine für das Jahr waren. Das Jahr 1913 brachte an Verlusten durch natürlichen Tod 34500 = 37,6% der Erkrankten. Während der Kriegsjahre 1914—1918 einschließlich schwanken die Zahlen zwischen 13966 = 30,2% im Jahre 1918 und 52653 = 30,8% im Jahre 1916. Dann folgt 1917 mit 43825 = 33,3%; 1914 mit 36474 = 40,5% und 1915 mit 19113 = 42,8% der Erkrankten.

In den Nachkriegsjahren schwankt die Zahl der Verluste durch Tod infolge Rotlaufs zwischen 12447 = 26,2% im Jahre 1919 und 23408 = 28,1% im Jahre 1921.

Die Gesamtzahl der Gefallenen während der Kriegsjahre beträgt 166031 Stück, diejenige in den Nachkriegsjahren von 1919 bis einschließlich 1923 beträgt 86848 Stück. Rechnet man die in der Statistik vom Jahre 1897—1913 mit 34500 zu obigen Zahlen, so kommt ein Gesamtverlust heraus von 287373 Schweinen. Daß der Verlust in Wirklichkeit größer war, läßt sich mit Sicherheit annehmen, da ja lange nicht alle Fälle von der Statistik erfaßt werden.

Aus der Tab. 6 geht ferner hervor, daß in den Kriegsjahren die höchsten Prozentzahlen der Erkrankten zu beobachten sind, und zwar in den Jahren 1916 und 1917 mit 0,99% bzw. 0,76% des Schweinebestandes (die Zahl der Gefallenen beträgt 0,30% bzw. 0,26%), die der Getöteten 0,49 bzw. 0,38% des Schweinebestandes.

Auffallend ist, daß in den Nachkriegsjahren von 1922 an wiederum ein bedeutendes Ansteigen der Erkrankungsziffer stattgefunden hat. Sie stieg von 73127 im Jahre 1922 auf 82547 im Jahre 1923 und im Jahre 1924 sogar auf 104468, dementsprechend stieg auch die Zahl der Getöteten und Gefallenen; sie stieg von 63,5% im Jahre 1922 auf 64,9% im Jahre 1923, ging aber im Jahre 1924 auf 64,5% der Erkrankten zurück. Auf den Schweinebestand in Prozenten berechnet, betrugen die betreffenden Zahlen 0,29 bzw. 0,36 bzw. 0,38%.

Fleischbeschaustatistik.
(Vgl. Diagramm 2.)

Aus der Statistik (herausgegeben vom Reichsgesundheitsamt, Tab. 7) über die Ergebnisse der Schlacht- und Fleischbeschau für die Jahre 1904—1924 einschließlich ist folgendes zu entnehmen:

In der Vorkriegszeit schwankte die Zahl der wegen Rotlaufs bedingt tauglich befundenen Schweine zwischen $9163 = 0,56^0/_{00}$ der geschlachteten Schweine im Jahre 1908 und $15925 = 0,89^0/_{00}$ der geschlachteten Schweine im Jahre 1913; die der untauglichen zwischen $1425 = 0,08^0/_{00}$ im Jahre 1912 und $2201 = 0,13^0/_{00}$ der geschlachteten Schweine im Jahre 1907.

Die Zahl der geschlachteten Schweine bewegt sich in der Vorkriegszeit zwischen 13 365 082 im Jahre 1906 und 18 616 434 im Jahre 1911.

In den Kriegsjahren von 1914 bis einschließlich 1918 war die niedrigste Beanstandungsziffer als bedingt tauglich: $10777 = 0,8^0/_{00}$, die der untauglichen: $1751 = 0,13^0/_{00}$ von 13 471 342 geschlachteten Schweinen im Jahre 1915 zu verzeichnen. Die höchsten Ziffern waren im Jahre 1916: $93405 = 14,37^0/_{00}$ bedingt tauglich und mit $5662 = 0,87^0/_{00}$ als untauglich bei 6 507 636 geschlachteten Schweinen vorhanden. Dem Jahre 1916 kommt 1917 fast gleich, dann folgen in weiteren Abständen 1918, 1914 und 1915. Die Zahl der geschlachteten Schweine bewegt sich in den Kriegsjahren zwischen 2 371 590 (1918) und 19 431 374 (1914).

Tabelle 7. *Statistik der geschlachteten und ordnungsmäßig beschauten Schweine und der wegen Rotlaufs beanstandeten ganzen Tierkörper (bedingt tauglich und untauglich) im Deutschen Reiche vom Jahre 1904—1924, zusammengestellt nach den "Ergebnissen der Schlachtvieh- und Fleischbeschau", herausgegeben vom Reichsgesundheitsamt.*

Jahr	Schlachtungen, an denen die Beschau ordnungsmäßig ausgeführt ist	Beanstandet wegen Rotlaufs		Auf je 1000 geschlachtete Schweine		Beanstandet im ganzen auf je 1000 der geschlacht. Schweine
		bedingt tauglich	untauglich	bedingt tauglich	untauglich	
1904	15 066 116	11 746	2083	0,78	0,14	0,92
1905	13 569 392	9 783	1580	0,72	0,12	0,84
1906	13 365 082	15 316	1934	1,15	0,14	1,29
1907	16 397 934	14 583	2201	0,89	0,13	1,02
1908	16 508 483	9 163	1477	0,56	0,09	0.65
1909	15 573 171	12 407	1620	0,80	0,10	0,90
1910	16 335 471	13 267	1704	0,81	0,10	0,91
1911	18 616 434	13 127	1577	0,71	0,08	0,79
1912	18 217 356	10 285	1425	0,56	0,08	0,64
1913	17 893 490	15 925	1968	0,89	0,11	1,0
1914	19 431 374	14 768	2915	0,76	0,15	0,91
1915	13 471 342	10 777	1751	0,80	0,13	0,93
1916	6 507 366	93 405	5662	14,37	0,87	15,24
1917	5 603 716	92 792	3808	16,57	0,68	17,25
1918	2 371 590	27 445	1304	11,58	0,55	12,13
1919	1 322 375	18 335	937	13,89	0,71	14,60
1920	3 066 909	26 285	1591	8,59	0,52	9,11
1921	6 979 490	30 398	2579	4,39	0,37	4,76
1922	6 907 936	29 463	2215	4,27	0,35	4,62
1923	5 833 282	38 200	2695	6,55	0,46	7,01
1924	10 257 249	37 473	4317	3,65	0,42	4,07

In den Nachkriegsjahren 1918—1924 einschließlich waren die höchste Beanstandungsziffer im Jahre 1919 bei 1322375 geschlachteten Schweinen vorhanden (bedingt tauglich 18335 = 13,89$^0/_{00}$, untauglich 937 = 0,71$^0/_{00}$; die niedrigste Beanstandungsziffer im Jahre 1924 bei 10257249 geschlachteten Schweinen (bedingt tauglich 37473 = 3,65$^0/_{00}$, untauglich 4317 = 0,42$^0/_{00}$).

Bemerkenswert ist, daß die Zahl der geschlachteten Schweine von 1919 ab bis 1921 einschließlich auf annähernd 7 Millionen steigt, in den nächsten beiden Jahren (Inflation) auf 5$^3/_4$ Millionen fällt, um im Jahre 1924 wieder auf 10$^1/_4$ Millionen anzusteigen.

Die höchsten Beanstandungsziffern, auf 1000 berechnet, finden wir während des Krieges von 1916—1918 und im Jahre 1919 mit 14,60—17,25$^0/_{00}$; in der Vorkriegszeit erreicht sie niemals mehr, 1,29$^0/_{00}$ (1906). In den Nachkriegsjahren fällt sie mit einmaligem Ansteigen auf 7,01$^0/_{00}$ im Jahre 1923, mit dem Jahre 1924 auf 4,07$^0/_{00}$ bei 10257249 geschlachteten Schweinen.

Die einzelnen Bundesstaaten.
Preußen.
(Vgl. Diagramm 3 und 4.)

Aus der Vorkriegszeit liegt von folgenden Jahren 1898, 1901, 1905, 1908 und 1913 eine Statistik mit relativen Zahlen vor. Die Erkrankungsziffer schwankt in den genannten Jahren von 29711 = 0,27% (Jahr 1901) bei einem Schweinebestand von 10966900 Stück bis 69549 = 0,45% (Jahr 1913) bei einem Schweinebestand von 15475700 Stück.

Die Zahl der Gefallenen und Getöteten schwankte in den genannten Jahren zwischen 26011 = 0,24% (Jahr 1901 bei einem Schweinebestand von 10966900 Stück) und 49137 = 0,32% (Jahr 1913).

In den Kriegsjahren schwankt die Zahl der erkrankten Schweine von 29134 = 0,40% (1918 bei einem Schweinebestande von 7239500) bis 112906 = 0,96% (1916 bei einem Schweinebestande von 11803200 Stück).

Tabelle 8. *Zahl der an Rotlauf einschl. Backsteinblattern erkrankten, gefallenen und getöteten Schweine in Preußen, Bayern, Sachsen, Württemberg, Baden und Hessen in den Jahren, die in den „Tabellen der Berechnung der relativen Zahl" nicht angegeben sind. Zusammengestellt nach den Jahresberichten über die Verbreitung von Tierseuchen im Deutschen Reiche. — Herausgegeben vom Reichsgesundheitsamt.*
A = erkrankt, B = gefallen und getötet.

Jahr	Preußen		Bayern		Sachsen		Württemberg		Baden		Hessen	
	A	B	A	B	A	B	A	B	A	B	A	B
1899	40421	37246	173	135	484	403	695	637	833	756	197	132
1900	38184	34015	383	330	1083	984	598	585	1123	1009	364	258
1902	44963	37917	1208	835	1832	1766	464	430	699	559	617	329
1903	73412	60890	4169	3119	2933	2810	1004	950	1238	991	1135	336
1904	44968	36147	3789	2993	1796	1716	743	691	1073	836	1565	308
1906	60573	46332	6314	4157	1950	1799	625	545	602	425	1641	437
1907	59815	45851	5255	3695	1557	1395	563	512	970	731	2335	562
1909	47935	34922	4812	2901	1014	909	458	368	730	479	1431	372
1910	59652	40032	6759	3648	1256	911	582	456	793	510	1896	349
1911	53489	38790	4739	2850	679	555	349	255	591	384	1229	277
1912	43916	32061	3796	2203	1241	851	470	365	882	503	1158	294

Tabelle 9. *Relative Zahlen der erkrankten, gefallenen und getöteten Schweine in Preußen in den Jahren der stattgefundenen Viehzählung.*
Berechnung auf je 100 Stück des Schweinebestandes.
A = erkrankt, B = gefallen und getötet, C = gefallen, D = getötet (absolute Zahlen); a = erkrankt, b = gefallen und getötet, c = gefallen, d = getötet (auf je 100 Stück).
Schweinebestand nach der im Dezember des vorhergehenden Jahres stattgefundenen Viehzählung. (1923 fand die Viehzählung am 1. X. statt.)

Jahr	Schweinebestand in 1000 Stück	A	B	C	D	a	b	c	d
1898	9 390,2	3 6627	34 204	—	—	0,393	0,367	—	—
1901	10 966,9	29 711	26 011	—	—	0,271	0,237	—	—
1905	12 563,9	42 701	33 620	—	—	0,340	0,268	—	—
1908	15 095,8	40 528	28 611	—	—	0,269	0,190	—	—
1913	15 475,7	69 549	49 137	—	—	0,450	0,318	—	—
1914	18 071,1	66 073	44 967	29 581	15 386	0,366	0,249	0,164	0,085
1915	17 663,8	31 962	23 619	14 970	8 649	0,181	0,134	0,085	0,049
1916	11 803,2	112 906	93 924	39 366	54 558	0,957	0,796	0,341	0,462
1917	11 758,6	84 884	72 741	31 727	41 014	0,722	0,619	0,270	0,349
1918	7 239,5	29 134	22 109	10 280	11 829	0,402	0,305	0,142	0,163
1919	7 004,1	28 712	17 619	8 614	9 005	0,410	0,251	0,123	0,128
1920	7 640,9	38 266	22 685	10 969	11 726	0,500	0,297	0,144	0,153
1921	9 383,9	51 621	33 337	16 672	16 665	0,550	0,355	0,178	0,177
1922	10 440,1	46 763	30 940	13 167	17 773	0,448	0,296	0,126	0,170
1923	9 576,7	51 308	34 288	12 675	21 613	0,536	0,358	0,132	0,226
1924	11 577,5	63 506	39 865	—	—	0,549	0,345	—	—

In den Nachkriegsjahren schwankt die Zahl der erkrankten Schweine von 28 712 = 0,41% (1919 bei einem Schweinebestand von 7 004 100 und 63 506 = 55% (1924 bei einem Schweinebestande von 11 577 500 Stück). Die Zahl der Gefallenen und Getöteten bewegte sich in den genannten Jahren zwischen 17 619 = 0,25% (1919 und 39 865 = 0,35%, 1921 bei einem Schweinebestand von 9 383 900 Stück). Bemerkenswert ist, daß von 1919 an ein Ansteigen sich bemerkbar macht bis einschließlich 1922; dann im Jahre 1922 ein gewisser Rückgang; 1923 wieder ein Anstieg der Erkrankten und der Gefallenen und Getöteten bis er 1924 die angegebene Höhe erreicht.

Die Prozentzahl der Gefallenen allein bewegte sich in den Jahren 1914 bis einschließlich 1923 zwischen 0,08% (1915) und 0,34% (1916); diejenige der Getöteten allein bewegte sich zwischen 0,04 (1915) bis 0,46% (1916). Letztere Zahlen liegen nur von 1914—1923 vor.

Provinzen Preußens.
(Vgl. Kurve 5.)
Vorkriegszeit 1897—1913.

Wenn wir die Gesamterkrankungen an Rotlauf einschließlich Backsteinblattern in den verschiedenen Provinzen Preußens in der Vorkriegszeit von 1897 bis 1913 betrachten (abgesehen von Berlin mit 4379 und Hohenzollern mit 350 Erkrankungen), so kamen die wenigsten Erkrankungen in der Provinz Schleswig-Holstein vor mit 20 572 Fällen (getötet und gefallen 8810 = 42,82% der Erkrankten),

Tabelle 10. *Zahl der an Rotlauf einschl. Backsteinblattern erkrankten, gefallenen und Zusammengestellt nach den „Jahresberichten" über die Verbreitung von*
A = erkrankt,

Jahr	Ostpreußen		West-preußen		Stadtkreis Berlin		Brandenburg		Pommern		Posen		Schlesien	
	A	B+C	A	B+C	A	B+C	A	B+C	A	B+C	A	B+C	A	B+C
1897	4993	4934	3238	3112	8	8	4240	4095	1392	1272	6110	5869	4481	4204
1898	5445	5319	4536	4284	11	11	5000	4794	2011	1863	7677	7294	4359	4060
1899	5169	5021	3684	3470	11	11	5252	4932	2669	2054	9440	9101	5187	4684
1900	5023	4704	2933	2717	4	4	4407	4185	2317	1849	7605	7131	4275	3732
1901	6044	5718	2375	2171	5	5	3332	3011	2631	1974	4347	4073	3527	3002
1902	7879	7481	4328	3913	3	3	3881	3395	3059	2393	8493	8047	5462	4427
1903	11140	10649	7512	6848	13	13	5072	4498	4655	3455	14245	13482	10315	8753
1904	6532	6223	4020	3699	430	430	2234	1867	3048	2260	7115	6801	7129	5743
1905	7336	6688	4234	3761	609	599	2709	2301	3105	2116	6672	6239	5919	5066
1906	8349	7526	5398	4636	523	519	3317	2457	3600	2237	11271	10368	10569	8581
1907	8580	7897	6097	5286	733	732	4211	2922	3304	2097	11299	10346	8516	6684
1908	4004	3559	3678	2795	466	466	2357	1696	2344	1459	6600	5992	5953	4698
1909	5399	4593	5653	4405	663	663	2943	2145	3447	2086	9042	8158	6166	4908
1910	6362	5124	7226	5646	513	512	3392	2257	4253	2255	9927	8410	7691	5775
1911	6693	5459	6111	4883	378	316	2635	1553	2930	1548	11418	9831	6417	4772
1912	7485	6131	5720	4598	7	7	3010	2269	2655	1494	7582	6813	4813	3758
1913	9879	8320	7111	5644	2	1	4877	3642	4142	2493	11174	9769	8879	6827

die höchsten Ziffern hatte Posen zu verzeichnen mit 150017 (getötet und gefallen 137724 = 91,8% der Erkrankten); dann folgen Ostpreußen, Schlesien, Westpreußen, Brandenburg, Provinz Sachsen, Hannover, Pommern, Westfalen, Rheinprovinz, Hessen-Nassau in absteigender Linie nach abnehmenden Zahlen der Erkrankten und schließlich Schleswig-Holstein. Die Gesamtsumme in allen Provinzen beträgt an Erkrankten 819062, davon sind getötet und gefallen 646767 = 78,96%.

Bemerkenswert ist, daß die absoluten Zahlen der Gefallenen und Getöteten sowie die Prozentzahlen gewisse Schwankungen aufweisen.

In Berlin betrug die Zahl der Gefallenen und Getöteten 4300 = 98,19%, in Hohenzollern 239 = 68,28%.

Wir ersehen hieraus, daß die Grenzprovinzen stärker betroffen waren als die im Innern liegenden Provinzen.

Kriegsjahre 1914—1919 einschließlich.

Betrachten wir die Gesamterkrankungen während der Kriegsjahre 1914 einschließlich 1919 (das Jahr 1919 ist hier in der Tabelle mit eingerechnet), so kamen die wenigsten Erkrankungen an Rotlauf einschließlich Backsteinblattern vor (abgesehen von Berlin mit 55 und Hohenzollern mit 573) wiederum in Schleswig-Holstein mit 8922 (die Zahl der Gefallenen betrug 5002, die der Getöteten 819; gefallen + getötet = 65,24% der Erkrankten); die meisten Erkrankungen in Schlesien mit 49508 (Zahl der Gefallenen 10384, der Getöteten 30245; gefallen + getötet = 82,06%). Das dürfte daher rühren, daß in Schleswig-Holstein eine hervorragende Schweinezucht betrieben wird und daher der Bedarf an Ferkeln sowie auch an Zuchttieren im Lande selbst gedeckt wird. Es folgen dahinter in absteigender Linie Sachsen, Hannover, Posen, Brandenburg, Hessen-Nassau,

getöteten Schweine in den einzelnen Provinzen Preußens in den Jahren 1897—1913. Tierseuchen im Deutschen Reiche", herausgegeben vom Reichsgesundheitsamt.
B + C = gefallen und getötet.

Sachsen		Schleswig-Holstein		Hannover		Westfalen		Hessen-Nassau		Rhein-provinz		Hohen-zollern		Jahr
A	B+C	A	B+C	A	B+C	A	B+C	A	B+C	A	B+C	A	B+C	
3818	3564	57	49	2077	1803	945	816	973	926	366	329	—	—	1897
3253	3093	193	133	1323	1132	1557	1161	900	823	361	237	—	—	1898
4363	4112	495	259	1329	1158	1206	1060	1327	1166	309	218	—	—	1899
4329	3832	479	307	2012	1646	2386	1955	1893	1586	512	358	9	9	1900
2422	2148	253	154	1617	1291	1360	1078	1196	982	602	398	—	—	1901
3496	2795	790	312	3120	2099	1941	1330	1428	1058	1040	621	43	43	1902
4402	3347	2274	703	5130	3295	3750	2534	2090	1452	2800	1848	14	13	1903
2412	1712	1115	506	3660	2046	3473	2489	1539	1055	2244	1302	17	14	1904
2011	1323	1050	459	3318	1590	2360	1538	1508	1032	1853	893	17	15	1905
3209	2047	1336	555	3621	1700	4541	2950	2190	1421	2609	1304	40	31	1906
3300	2055	1314	575	3111	1325	4058	2799	1896	1186	3373	1929	23	18	1907
2158	1283	1888	849	4628	2125	2449	1657	1671	972	2329	1057	3	3	1908
3607	2397	1582	609	3051	1310	2723	1694	1706	1041	1925	888	28	25	1909
3950	2217	2421	994	4356	1757	3704	2017	2328	1289	3503	1766	26	13	1910
5191	3899	1170	392	2036	745	3568	2320	1328	844	3680	2215	34	13	1911
2512	1658	1773	739	2602	1188	2829	1805	1086	698	1819	891	23	12	1912
5075	3297	2381	1215	4983	2284	4644	2628	2717	1423	3602	1564	73	30	1913

Westfalen, Westpreußen, Pommern, Ostpreußen, Rheinprovinz, Schleswig-Holstein, Hohenzollern und Berlin. Hohenzollern hatte 127 Gefallene, 170 Getötete, gefallen + getötet = 51,83%. Berlin hatte 45 Gefallene und 4 Getötete; gefallen + getötet = 89,09%.

Auch hier zeigen die Zahlen der Gefallenen und Getöteten Schwankungen, so z. B. waren in Ostpreußen 5631 gefallene, dagegen 12376 getötete Schweine zu verzeichnen, während in Pommern das Verhältnis umgekehrt war; Gefallene 10573, Getötete 5388 bei 21159 Erkrankungen in Ostpreußen und 22147 Erkrankungen in Pommern. Auch die Prozentzahlen zeigen gegenüber der in absteigender Linie sich bewegenden Zahlen der Erkrankungen eine etwas wechselnde Zahl.

Die Gesamtsumme der Erkrankungen in allen Provinzen betrug 353671; davon entfallen 134538, getötet 140441; Summe der Getöteten und Gefallenen 274979 = 77,74% der Erkrankten.

Die höchste Verlustziffer mit 7394 gefallener Schweine weist Sachsen 1917 auf (siehe Tab. 11).

Nachkriegszeit von 1920—1924.

Wie aus der Tab. 11 hervorgeht, haben wir in den Nachkriegsjahren von 1920—1924 von den größeren Provinzen die wenigsten Rotlauferkrankungen zu verzeichnen in der Provinz Oberschlesien mit 10952 (gefallen + getötet 8875 = 81,05% der Erkrankten); die meisten Erkrankungen in Hannover mit 32906 (gefallen + getötet 18805 = 57,1% der Erkrankten). Es folgen in absteigender Linie, Sachsen, Hessen-Nassau, Westfalen, Ostpreußen, Rheinprovinz, Niederschlesien, Schleswig-Holstein, Brandenburg, Pommern.

Daß Schleswig-Holstein in obiger Zusammenstellung nicht mehr an letzter

Tabelle 11. *Zahl der an Rotlauf einschl. Backsteinblattern erkrankten, gefallenen und Zusammengestellt nach den „Jahresberichten über die Verbreitung von*
A = erkrankt,

Jahr	Ostpreußen			Westpreußen			Stadtkreis Berlin			Brandenburg			Pommern			Posen			Schlesien		
	A	B	C	A	B	C	A	B	C	A	B	C	A	B	C	A	B	C	A	B	C
1914	3688	1431	1550	5490	2466	1785	8	8	—	4056	2578	412	3720	1847	220	8289	3946	3151	8153	2335	4018
1915	1322	470	594	3493	1523	1107	1	1	—	3615	2249	422	2109	1242	232	4022	1794	1646	4307	1302	1969
1916	7108	1617	4809	7502	1920	4263	30	26	3	11659	5224	4645	5756	2616	1799	18114	3216	8789	16218	2313	11144
1917	4851	1176	3284	5073	1263	2948	13	12	1	5599	2556	2414	6471	3460	2059	7661	1906	4708	18928	2864	9877
1918	2069	513	1217	1665	815	982	—	—	—	1653	751	569	1479	644	435	2145	479	1191	3265	528	2072
1919	2121	424	922	1486	344	684	3	3	—	1980	669	806	2612	764	643	485	122	212	3337	542	1665
				Posen und Westpreußen															Ober- schlesien		Nieder- schlesien
1920	3331	750	1486	791	179	419	17	3	7	3036	918	1226	3181	1213	898	1768	223	1218	2880	610	1179
1921	3950	918	1785	625	163	304	291	55	109	3411	1316	1445	2503	818	677	2253	475	1268	4156	1117	2059
1922	5553	1021	2843	645	111	368	262	48	106	3316	1131	1367	3110	1026	969	1848	310	1285	3892	796	2154
1923	6216	1052	3158	611	113	319	381	71	223	3256	903	1573	2714	871	1050	2499	311	1662	5293	1000	2954
1924	5000		3278	761		558	253		192	4221		3080	4562		3108	2584		2173	6868		4594

Stelle steht, kann vielleicht mit der nach dem Kriege erfolgten Änderung der Landesgrenze in Zusammenhang gebracht werden, da ein Teil an Dänemark abgegeben werden mußte.

Gesondert zu nennen wäre das verstümmelte Posen-Westpreußen mit 3433 erkrankten und 2534 (73,81%) gefallenen und getöteten Schweinen, Berlin mit 1204 Erkrankten, gefallen + getötet 814 = 67,61%, Hohenzollern mit 450 Erkrankten und gefallen + getötet 112 = 24,89%.

Tabelle 12. *Gesamtzahl der in den Jahren 1897—1913 an Rotlauf einschl. Backsteinblattern erkrankten und gefallenen oder getöteten Schweine in den einzelnen Provinzen Preußens. Zusammengestellt nach den „Jahresberichten über die Verbreitung von Tierseuchen im Deutschen Reiche"; herausgegeben vom Reichsgesundheitsamt.*
A = erkrankt; B + C = gefallen oder getötet.

	Provinz	A	B + C	Von je 100 Erkrankten: Gefallen oder getötet
1897—1913	Posen	150 017	137 724	91,8
	Ostpreußen	116 312	105 346	90,57
	Schlesien	109 648	89 674	81,77
	Westpreußen	83 854	71 874	85,69
	Brandenburg	62 869	52 019	82,72
	Hannover	51 974	28 494	54,82
	Pommern	51 562	34 905	67,69
	Westfalen	47 494	31 831	67,02
	Sachsen	59 508	44 779	75,08
	Rheinprovinz	32 927	17 818	54,1
	Hessen-Nassau	27 586	18 954	68,7
	Schleswig-Holstein	20 572	8 810	42,81
	Berlin	4 379	4 300	98,19
	Hohenzollern	350	239	68,28
1897—1913	Gesamtsumme in Preußen	819 062	646 767	78,96

Zur Epidemiologie des Rotlaufs.

getöteten Schweine in den einzelnen Provinzen Preußens in den Jahren 1914—1924. Tierseuchen im Deutschen Reiche", herausgegeben vom Reichsgesundheitsamt. B = gefallen, C = getötet.

Sachsen			Schleswig-Holstein			Hannover			Westfalen			Hessen-Nassau			Rheinprovinz			Hohenzollern			Jahr
A	B	C	A	B	C	A	B	C	A	B	C	A	B	C	A	B	C	A	B	C	
6857	4690	318	3429	1721	830	10727	4866	884	4286	1444	1278	2200	984	282	4848	1266	1154	27	4	4	1914
2646	1787	226	980	610	81	4156	2049	708	2234	765	863	1476	768	277	1585	404	527	16	6	2	1915
19015	10215	6108	2033	1279	183	11975	5328	3819	6422	1703	8237	6953	2514	3819	4968	889	2408	158	61	37	1916
18688	7394	4862	1420	990	152	8587	3924	2871	5816	2025	2874	7477	3051	3562	4185	1074	1848	165	82	54	1917
3602	1929	1024	372	204	15	3872	1676	941	3872	1126	1348	3541	1680	1371	2026	482	625	78	3	39	1918
2896	1169	631	688	198	58	4109	1483	702	3063	1061	821	3789	1461	1284	2064	353	443	139	21	34	1919
4236	1652	988	1896	476	106	5575	2080	1039	3300	950	907	4487	1129	1530	3796	476	725	72	10	3	1920
7700	3597	2053	2170	828	271	7779	2682	1872	4840	1280	1497	7154	2517	2149	4707	896	1169	82	10	7	1921
5389	2246	1900	6750	2266	1706	4108	1096	1302	5040	1588	1786	5040	1688	1786	4389	732	1863	97	8	9	1922
5578	1942	2165	7226	2239	2168	4174	1192	1434	6304	1503	2781	6808	1208	2781	4663	546	1479	110	17	12	1923
7863	5291		4184	1718		11270	6108		5509	3203		5631	3818		5261	2704		89	36		1924

Die höchste Verlustziffer mit 3597 gefallenen Schweinen weist wiederum die Provinz Sachsen (1921) auf.

Die Zahl sämtlicher Erkrankten und Gefallenen oder Getöteten von allen Provinzen Preußens stimmen nicht genau überein mit den zugehörigen Gesamtsummen Preußens, da die letzten Zahlen aus den Akten des statistischen Reichsamtes, welches sein Material noch nicht veröffentlicht hat, entnommen sind. Die Zahlen sind daher nur die ungefähr endgültigen.

Tabelle 13. *Gesamtzahl der in den Jahren 1914—1919 an Rotlauf einschl. Backsteinblattern erkrankten und gefallenen oder getöteten Schweine in den einzelnen Provinzen Preußens. Zusammengestellt nach den „Jahresberichten über die Verbreitung von Tierseuchen im Deutschen Reiche"; herausgegeben vom Reichsgesundheitsamt.*
A = erkrankt, B = gefallen, C = getötet, B + C = gefallen oder getötet.

	Provinz	A	B	C	B+C	Von je 100 Erkrankten: Gefallen od. getötet
1914—1919	Schlesien	49 508	10 384	30 245	40 629	82,06
	Sachsen	48 594	27 184	13 169	40 353	83,04
	Hannover	43 426	19 321	9 920	29 241	67,34
	Posen	35 716	11 463	19 697	31 160	87,26
	Brandenburg	28 599	14 072	9 372	23 444	81,99
	Hessen-Nassau	25 436	10 408	10 095	20 503	80,61
	Westfalen	25 193	8 124	10 421	18 545	73,6
	Westpreußen	24 709	7 831	11 769	19 600	79,35
	Pommern	22 147	10 573	5 388	15 961	72,09
	Ostpreußen	21 159	5 631	12 376	18 007	85,11
	Rheinprovinz	19 671	4 418	7 000	11 418	58,01
	Schleswig-Holstein	8 922	5 002	819	5 821	65,24
	Hohenzollern	573	127	170	297	51,83
	Berlin	55	45	4	49	89,09
1914—1919	Gesamtsumme in Preußen	353 671	134 538	140 441	274 979	77,74

Tabelle 14. *Gesamtzahl der in den Jahren 1920—1924 an Rotlauf einschl. Backsteinblattern erkrankten und gefallenen oder getöteten Schweine in den einzelnen Provinzen Preußens. Zusammengestellt nach den „Jahresberichten über die Verbreitung von Tierseuchen im Deutschen Reiche"; herausgegeben vom Reichsgesundheitsamt.*

A = erkrankt, B + C = gefallen oder getötet.

	Provinz	A	B+C	Von je 100 Erkrankten: Gefallen oder getötet
1920—1924	Hannover	32 906	18 805	57,1
	Sachsen	30 746	21 829	70,98
	Hessen-Nassau	28 565	19 201	67,23
	Westfalen	24 993	15 495	61,98
	Ostpreußen	24 050	16 291	67,73
	Rheinprovinz	22 766	10 090	44,33
	Niederschlesien	22 539	16 467	73,06
	Schleswig-Holstein	22 176	11 778	53,09
	Brandenburg	17 240	12 959	75,11
	Pommern	16 070	10 630	66,15
	Oberschlesien	10 952	8 875	81,05
	Posen-Westpreußen	3 433	2 534	73,81
	Berlin	1 204	814	67,61
	Hohenzollern	450	112	24,89

Anmerkung: Zahl sämtlicher erkrankten und gefallenen oder getöteten Schweine von allen Provinzen Preußens stimmt nicht genau überein mit den zugehörigen Gesamtsummen Preußens, da die letzten Zahlen aus den Akten des Statistischen Reichsamtes, welches sein Material noch nicht veröffentlicht hat, entnommen sind. Die Zahlen sind daher ungefähr die endgültigen.

Bayern.
(Vgl. Diagramm 5 und Kurve 6.)

Die Erkrankungsziffer schwankt in der Vorkriegszeit, und zwar 1898, 1901, 1905, 1908 und 1913 zwischen 124 (1898) bei einem Schweinebestand von 1 412 600 Stück) bis 8338 (1913 bei einem Schweinebestand von 1 814 400 Stück). Der höchste Schweinebestand in Bayern wurde im Jahre 1908 mit 2 056 200 erreicht. Die Zahl der Erkrankungen an Rotlauf erreicht in den noch nicht genannten Jahren folgende Zahlen:

1901: 288; 1905: 3326; 1908: 4014, um im Jahre 1913: 8338 zu erreichen. Die Zahl der Gefallenen und Getöteten bewegt sich zwischen 98 (1898) und 4180 (1913).

In Prozenten ausgedrückt schwankte die Zahl der Erkrankungen zwischen 0,008% (1898) und 0,46% (1913), die der Gefallenen und Getöteten zwischen 0,007% (1898) und 0,23% (1913).

In den Kriegsjahren 1914—1918 einschließlich schwankte die Zahl der Erkrankten zwischen 4586 (1915 bei einem Schweinebestand von 2 191 900) und 22 392 (1916 bei einem Schweinebestand von 1 708 300 Stück). Die Zahl der gefallenen und getöteten Schweine schwankte zwischen 2708 (1915 bei einem Schweinebestand von 2 191 900) und 17 184 (1916 bei einem Schweinebestand von 1 708 300 Stück).

Die Prozentzahlen der Erkrankten bewegen sich zwischen 0,20% (1915) und 1,311% (1916 bei einem Schweinebestand von 1 708 300 Stück), die der Gefallenen und Getöteten zwischen 0,12% (1915 bei einem Schweinebestand von 2 191 900 und 1,0% (1916 bei einem Schweinebestand von 1 708 300 Stück).

Tabelle 15. *Relative Zahlen der erkrankten, gefallenen und getöteten Schweine in Bayern in den Jahren der stattgefundenen Viehzählung.*
Berechnung auf je 100 Stück des Schweinebestandes.
A = erkrankt, B = gefallen und getötet, C = gefallen, D = getötet (absolute Zahlen), a = erkrankt, b = gefallen und getötet, c = gefallen, d = getötet (auf je 100 Stück).
Schweinebestand nach der im Dezember des vorhergehenden Jahres stattgefundenen Viehzählung. (1923 fand die Viehzählung am 1. X. statt.)

Jahr	Schweine-bestand in 1000 Stück	A	B	C	D	a	b	c	d
1898	1412,6	124	98	—	—	0,008	0,007	—	—
1901	1757,2	288	210	—	—	0,016	0,012	—	—
1905	1857,7	3 326	2 476	—	—	0,179	0,103	—	—
1908	2056,2	4 014	2 465	—	—	0,195	0,120	—	—
1913	1814,4	8 338	4 180	—	—	0,460	0,230	—	—
1914	2106,3	7 496	3 860	1513	2 347	0,356	0,183	0,072	0,111
1915	2191,9	4 586	2 708	1123	1 585	0,209	0,124	0,051	0,072
1916	1708,3	22 392	17 184	3634	13 550	1,311	1,006	0,213	0,793
1917	1579,5	17 006	13 293	2400	10 893	1,077	0,842	0,152	0,689
1918	1357,4	9 157	6 405	1382	5 023	0,675	0,477	0,101	0,376
1919	1240,4	9 159	5 475	1325	4 150	0,738	0,441	0,107	0,334
1920	1488,0	8 906	4 168	1024	3 144	0,599	0,280	0,069	0,211
1921	1740,7	11 032	5 229	1374	3 855	0,634	0,300	0,079	0,221
1922	1884,5	9 134	4 536	1130	3 406	0,485	0,241	0,060	0,180
1923	1855,5	11 071	5 833	1238	4 595	0,597	0,314	0,067	0,247
1924	1991,1	11 725	5 914	—	—	0,589	0,297	—	—

Die absoluten Zahlen der Gefallenen schwanken zwischen 1123 (1915) und 3634 (1916 bei einem Schweinebestand von 1708300 Stück). Die der Getöteten zwischen 1585 (1915) und 13550 (1916).

Die Prozentzahlen der Gefallenen bewegen sich zwischen 0,05% (1915) und 0,21% (1916). Die der Getöteten zwischen 0,07% (1915) und 0,79% (1916).

In den Nachkriegsjahren von 1919 (Schweinebestand 1240400) bis einschließlich 1924 (Schweinebestand 1991100), bewegen sich die Zahlen der Erkrankten zwischen 8906 (1920 bei einem Schweinebestand von 1488000 Stück) und 11725 (1924 bei einem Schweinebestand von 1991100 Stück). Nach 1924 folgt 1923 mit 11071, dann 1922 mit 9134 und 1921 mit 11032 Erkrankten.

Die Zahl der Gefallenen und Getöteten bewegte sich in den Nachkriegsjahren zwischen 4168 (1920) und 5914 (1924), die absoluten Zahlen der Gefallenen zwischen 1024 (1920) und 1374 (1921), (Jahr 1924 nicht genannt); die Zahl der Getöteten zwischen 3144 (1920) und 4595 (1923); (Jahr 1924 nicht genannt).

Die Prozentzahlen der Erkrankten schwanken zwischen 0,48% (1922 bei einem Schweinebestand von 1844500 Stück und 0,74% (1919 bei einem Schweinebestand von 1240400 Stück).

Die Prozentzahlen der Gefallenen und Getöteten bewegen sich zwischen 0,24% (1922) und 0,44% (1919), die der Gefallenen allein zwischen 0,06% (1922) und 0,10% (1919), die der Getöteten allein zwischen 0,18% (1922) und 0,33% (1919), wobei zu bemerken ist, daß das Jahr 1924 bei den beiden letzten Berechnungen nicht einbegriffen ist.

Sachsen.
(Vgl. Diagramm 6 und Kurve 7.)

Die Erkrankungsziffer schwankt in der Vorkriegszeit, und zwar 1898, 1901, 1905, 1908 und 1913 zwischen 278 (1898 bei einem Schweinebestand von 498500 Stück) bis 1573 (1913 bei einem Schweinebestand von 657000 Stück). Der höchste Schweinebestand in *Sachsen* wurde im Jahre 1908 mit 744500 erreicht. Die Zahl der Erkrankungen an Rotlauf erreicht folgende Zahlen:
1901: 1230; 1905: 1376; 1908: 926, um im Jahre 1913: 1573 zu erreichen. Die Zahl der Gefallenen und Getöteten bewegt sich zwischen 264 (1898) und 1295 (1905).

In Prozenten ausgedrückt, schwankte die Zahl der Erkrankungen zwischen 0,06% (1898) und 0,24% (1913), die der Gefallenen und Getöteten zwischen 0,04% (1898) und 0,18% (1913).

In den Kriegsjahren 1914—1918 einschließlich schwankte die Zahl der Erkrankten zwischen 963 (1918 bei einem Schweinebestand von 310500) und 8983 (1916 bei einem Schweinebestand von 591100 Stück). Die Zahl der Gefallenen und Getöteten schwankte zwischen 842 (1918) und 8239 (1916).

Die Prozentzahlen der Erkrankten bewegen sich zwischen 0,17% (1915) und 1,52% (1916 bei einem Schweinebestand von 591100 Stück); die der Gefallenen und Getöteten zwischen 0,14% (1915 bei einem Schweinebestand von 775800) und 1,39% (1916).

Tabelle 16. *Relative Zahl der erkrankten, gefallenen und getöteten Schweine im Freistaat Sachsen in den Jahren der stattgefundenen Viehzählung.*
Berechnung auf je 100 Stück des Schweinebestandes.
A = erkrankt, B = gefallen und getötet, C = gefallen, D = getötet (absolute Zahl). a = erkrankt, b = gefallen und getötet, c = gefallen, d = getötet (auf je 100 Stück).
Schweinebestand nach der im Dezember des vorhergehenden Jahres stattgefundenen Viehzählung. (1923 fand die Viehzählung am 1. X. statt.)

Jahr	Schweine-bestand in 1000 Stck.	A	B	C	D	a	b	c	d
1898	498,5	278	264	—	—	0,056	0,043	—	—
1901	576,9	1230	1181	—	—	0,213	0,205	—	—
1905	639,8	1376	1295	—	—	0,215	0,202	—	—
1908	744,5	926	840	—	—	0,124	0,113	—	—
1913	657,0	1573	1203	—	—	0,239	0,183	—	—
1914	760,2	2676	1908	448	1460	0,352	0,251	0,059	0,192
1915	775,8	1306	1110	189	921	0,168	0,143	0,024	0,119
1916	591,1	8983	8239	1161	7078	1,520	1,394	0,196	1,198
1917	509,0	2680	2393	248	2145	0,527	0,470	0,049	0,421
1918	310,5	963	842	101	741	0,310	0,271	0,032	0,239
1919	272,3	1105	918	97	821	0,406	0,337	0,035	0,302
1920	350,3	3110	2640	161	2439	0,888	0,754	0,046	0,707
1921	454,3	3306	2491	162	2329	0,728	0,548	0,036	0,512
1922	562,7	3564	2976	147	2829	0,633	0,529	0,026	0,502
1923	507,5	4667	3996	258	3738	0,920	0,787	0,050	0,737
1924	570,3	9948	8075	—	—	1,744	1,416	—	—

Die absoluten Zahlen der Gefallenen schwanken zwischen 101 (1918) und 1161 (1916); die der Getöteten zwischen 741 (1918) und 7078 (1916). Die Prozentzahlen der Gefallenen bewegen sich zwischen 0,03% (1918) und 0,20% (1916). Die der Getöteten zwischen 0,12% (1915) und 1,20% (1916).

In den Nachkriegsjahren von 1919 (Schweinebestand 272300) bis einschließlich 1924 (Schweinebestand 570300), bewegen sich die Zahlen der Erkrankten zwischen 1105 (1919 bei einem Schweinebestand von 272300 Stück) und 9948 (1924 bei einem Schweinebestand von 570300 Stück). Nach 1924 folgt 1923 mit 4667, dann 1922 mit 3564 und 1921 mit 3306 Erkrankten.

Die Zahl der Gefallenen und Getöteten bewegte sich in den Nachkriegsjahren zwischen 918 (1919) und 8075 (1924); die absoluten Zahlen der Gefallenen zwischen 97 (1919) und 258 (1923); (Jahr 1924 nicht genannt); die Zahl der Getöteten zwischen 821 (1919) und 3738 (1923); (Jahr 1924 nicht genannt).

Die Prozentzahlen der Erkrankten schwanken zwischen 0,41% (1919 bei einem Schweinebestand von 272300 Stück) und 1,74% (1924 bei einem Schweinebestand von 570300 Stück).

Die Prozentzahlen der Gefallenen und Getöteten bewegten sich zwischen 0,34% (1919) und 1,41% (1922); die der Gefallenen allein zwischen 0,03% (1919) und 0,05% (1923); die der Getöteten allein zwischen 0,30% (1919) und 0,74% (1923), wobei zu bemerken ist, daß das Jahr 1924 bei den beiden letzteren Berechnungen nicht einbegriffen ist.

Bezüglich der prozentualen Verteilung der Verluste auf Gefallene und Getötete bietet *Sachsen* eine auffallende Ausnahme (siehe Diagramm 6). Während bei Preußen und den anderen Bundesstaaten das Verhältnis der Getöteten zu den Gefallenen in bestimmten Grenzen bleibt (Vorkriegszeit größtenteils mehr Gefallene als Getötete, Kriegszeit und Nachkriegszeit mehr Getötete als Gefallene), fällt uns die riesige Säule der Gefallenen gegenüber der verschwindend kleinen Säule der Gefallenen auf. Es ist kaum anzunehmen, daß der Grund in einer besseren zahlenmäßigen Statistik infolge der staatlichen Versicherung zu suchen ist, denn die Prozentzahlen der Gefallenen und Getöteten von den Erkrankten sind im Gegensatz zu allen anderen Ländern, Provinzen und Regierungsbezirken auffallend hoch. Während einer kurzen Vertretung im Freistaat *Sachsen* hatte ich Gelegenheit, einen Einblick in die Handhabung der staatlichen Entschädigung durch Versicherung zu bekommen.

Meiner Meinung nach hat sowohl die Sächsische Staatliche Versicherung als auch der Besitzer des erkrankten Schweines großes Interesse daran, das Tier möglichst früh abzuschlachten, um wirtschaftliche Werte zu retten.

Württemberg.
(Vgl. Diagramm 7 und Kurve 8.)

Die Erkrankungsziffer schwankt in der Vorkriegszeit, und zwar 1901, 1905, 1908 und 1913 zwischen 416 (1901 bei einem Schweinebestand von 514100 Stück) bis 950 (1913 bei einem Schweinebestand von 482200 Stück). Der höchste Schweinebestand in *Württemberg* wurde im Jahre 1905 mit 549700 erreicht. Die Zahl der Erkrankungen an Rotlauf erreicht in den noch nicht genannten Jahren folgende Zahlen: 1905: 453; 1908: 540, um im Jahre 1913: 950 zu erreichen. Die Zahl der Gefallenen und Getöteten bewegt sich zwischen 387 (1901) und 626 (1913). Jahr 1898 ist nicht veröffentlicht in dem „Jahresbericht über die Verbreitung von Tierseuchen im Deutschen Reiche".

In Prozenten ausgedrückt schwankte die Zahl der Erkrankungen zwischen 0,08% (1901) und 0,20% (1913); die der Gefallenen und Getöteten zwischen 0,07% (1905) und 0,13% (1913).

Tabelle 17. *Relative Zahlen der erkrankten, gefallenen und getöteten Schweine in Württemberg in den Jahren der stattgefundenen Viehzählung.*
Berechnung auf je 100 Stück des Schweinebestandes.
A = erkrankt, B = gefallen und getötet, C = gefallen, D = getötet (absolute Zahlen), a = erkrankt, b = gefallen und getötet, c = gefallen, d = getötet (auf je 100 Stück).
Schweinebestand nach der im Dezember des vorhergehenden Jahres stattgefundenen Viehzählung. (1923 fand die Viehzählung am 1. X. statt.)

Jahr	Schweinebestand in 1000 Stück	A	B	C	D	a	b	c	d
1898	433,5	—	—	—	—	—	—	—	—
1901	514,1	416	387	—	—	0,081	0,075	—	—
1905	549,7	453	407	—	—	0,082	0,074	—	—
1908	537,1	540	453	—	—	0,101	0,084	—	—
1913	482,2	950	626	—	—	0,197	0,130	—	—
1914	583,6	938	683	244	439	0,160	0,117	0,042	0,074
1915	547,6	435	317	85	232	0,079	0,058	0,016	0,041
1916	437,5	1264	1050	169	881	0,289	0,240	0,039	0,201
1917	445,9	2174	1813	363	1450	0,488	0,407	0,081	0,325
1918	323,2	1031	808	116	692	0,319	0,256	0,036	0,219
1919	291,6	759	515	121	394	0,260	0,177	0,042	0,134
1920	321,3	656	365	67	298	0,204	0,114	0,021	0,092
1921	416,0	1114	553	132	421	0,268	0,133	0,032	0,100
1922	469,2	945	520	107	413	0,201	0,111	0,023	0,087
1923	440,2	1087	586	95	491	0,247	0,133	0,022	0,111
1924	462,8	1955	951	—	—	0,422	0,206	—	—

In den Kriegsjahren 1914—1918 einschließlich schwankte die Zahl der Erkrankten zwischen 435 (1915 bei einem Schweinebestand von 547600) und 2174 (1917 bei einem Schweinebestand von 445900 Stück). Die Zahl der gefallenen und getöteten Schweine schwankt zwischen 317 (1915 bei einem Schweinebestand von 547600 und 1813 (1917 bei einem Schweinebestand von 445900 Stück).

Die Prozentzahlen der Erkrankten bewegen sich zwischen 0,08% (1915) und 0,49% (1917 bei einem Schweinebestand von 445900 Stück); die der Gefallenen und Getöteten zwischen 0,06% (1915 bei einem Schweinebestand von 547600) und 0,41% (1917 bei einem Schweinebestand von 445900 Stück).

Die absoluten Zahlen der Gefallenen schwanken zwischen 885 (1915) und 363 (1917) bei einem Schweinebestand von 445900 Stück; die der Getöteten zwischen 232 (1915) und 1450 (1917).

Die Prozentzahlen der Gefallenen bewegen sich zwischen 0,016 (1915) und 0,081% (1917). Die der Getöteten zwischen 0,04% (1915) und 0,32% (1917). In den Nachkriegsjahren von 1919 (Schweinebestand 291600) bis einschließlich 1924 (Schweinebestand 462800), bewegen sich die Zahlen der Erkrankten zwischen 656 (1920 bei einem Schweinebestand von 321300 Stück) und 1955 (1924 bei einem Schweinebestand von 462800 Stück). Nach 1924 folgt 1921 mit 1114, dann 1923 mit 1087 und 1922 mit 945 Erkrankten.

Die Zahl der Gefallenen und Getöteten bewegte sich in den Nachkriegsjahren zwischen 365 (1920) und 951 (1924); die absoluten Zahlen der Gefallenen zwischen 67 (1920) und 132 (1921); die Zahl der Getöteten zwischen 298 (1920) und 491 (1923).

Die Prozentzahlen der Erkrankten schwanken zwischen 0,201% (1922 bei einem Schweinebestand von 469 200 Stück) und 0,42% (1924 bei einem Schweinebestand von 462 800 Stück).

Die Prozentzahlen der Gefallenen und Getöteten bewegen sich zwischen 0,11% (1922) und 0,21% (1924); die der Gefallenen allein zwischen 0,021% (1920) und 0,042% (1919); die der Getöteten allein zwischen 0,09% (1922) und 0,13% (1919), wobei zu bemerken ist, daß das Jahr 1924 bei den beiden letzteren Berechnungen nicht einbegriffen ist.

Hessen.
(Vgl. Diagramm 8 und Kurve 10.)

Die Erkrankungsziffer schwankt in der Vorkriegszeit, und zwar 1898, 1901, 1905, 1908 und 1913 zwischen 103 (1898 bei einem Schweinebestand von 271 600 Stück) bis 2677 (1913 bei einem Schweinebestand von 337 000 Stück). Der höchste Schweinebestand in *Hessen* wurde im Jahre 1908 mit 384 800 erreicht. Die Zahl der Erkrankungen an Rotlauf erreicht folgende Zahlen:
1901: 787; 1905: 1065; 1909: 2082, um im Jahre 1913: 2677 zu erreichen. Die Zahl der Gefallenen und Getöteten bewegt sich zwischen 87 (1898) und 511 (1913).

In Prozenten ausgedrückt schwankt die Zahl der Erkrankungen zwischen 0,04% (1898) und 0,79% (1913); die der Gefallenen und Getöteten zwischen 0,032% (1898) und 0,152% (1913).

Tabelle 18. *Relative Zahlen der erkrankten, gefallenen und getöteten Schweine in Hessen in den Jahren der stattgefundenen Viehzählung.*
Berechnung auf je 100 Stück des Schweinebestandes.
A = erkrankt, B = gefallen und getötet, C = gefallen, D = getötet (absolute Zahl), a = erkrankt, b = gefallen und getötet, c = gefallen, d = getötet (auf je 100 Stück).
Schweinebestand nach der im Dezember des vorhergehenden Jahres stattgefundenen Viehzählung. (1923 fand die Viehzählung am 1. X. statt.)

Jahr	Schweine-bestand in 1000 Stück	A	B	C	D	a	b	c	d
1898	271,6	103	87	—	—	0,038	0,032	—	—
1901	313,4	787	481	—	—	0,251	0,154	—	—
1905	338,8	1065	224	—	—	0,314	0,066	—	—
1908	384,8	2082	605	—	—	0,541	0,157	—	—
1913	337,0	2677	511	—	—	0,794	0,152	—	—
1914	409,3	1912	372	337	35	0,478	0,091	0,082	0,008
1915	410,3	1026	375	333	42	0,256	0,091	0,081	0,001
1916	298,5	3534	2187	1426	761	1,184	0,733	0,478	0,255
1917	302,7	2419	2001	979	1022	0,799	0,661	0,323	0,338
1918	229,2	1047	781	426	355	0,457	0,341	0,186	0,154
1919	185,5	2023	1115	554	561	1,091	0,601	0,299	0,302
1920	229,3	2465	1139	429	710	1,075	0,497	0,187	0,309
1921	284,7	2454	1177	561	616	0,862	0,413	0,197	0,216
1922	285,9	1367	693	269	424	0,478	0,242	0,094	0,148
1923	305,8	1977	1108	332	776	0,646	0,362	0,108	0,254
1924	368,7	2775	1562	—	—	0,752	0,423	—	—

In den Kriegsjahren 1914—1918 einschließlich schwankt die Zahl der Erkrankten zwischen 1026 (1915 bei einem Schweinebestand von 410300 Stück) und 3534 (1916 bei einem Schweinebestand von 298500 Stück). Die Zahl der Gefallenen und Getöteten schwankt zwischen 375 (1915 bei einem Schweinebestand von 410300 Stück) und 2187 (1916 bei einem Schweinebestand von 298500 Stück).

Die Prozentzahlen der Erkrankten bewegen sich zwischen 0,26% (1915) und 1,18% (1916 bei einem Schweinebestand von 298500 Stück); die der Gefallenen und Getöteten zwischen 0,091% (1915 bei einem Schweinebestand von 410300) und 0,73% (1916 bei einem Schweinebestand von 298500 Stück).

Die absoluten Zahlen der Gefallenen schwanken zwischen 333 (1915) und 1426 (1916) bei einem Schweinebestand von 298500 Stück; die der Getöteten zwischen 35 (1914) und 1022 (1917).

Die Prozentzahlen der Gefallenen bewegen sich zwischen 0,08% (1915) und 0,48% (1916); die der Getöteten zwischen 0,08% (1915) und 0,34% (1917).

In den Nachkriegsjahren von 1919 (Schweinebestand 185500 Stück) bis einschließlich 1924 (Schweinebestand 368700), bewegen sich die Zahlen der Erkrankten zwischen 1367 (1922 bei einem Schweinebestand von 285900 Stück) und 2775 (1924 bei einem Schweinebestand von 368700 Stück). Nach 1924 folgt 1923 mit 2465, dann 1921 mit 2454 und 1920 mit 2465 Erkrankten.

Die Zahl der Gefallenen und Getöteten bewegte sich in den Nachkriegsjahren zwischen 693 (1922) und 1562 (1924); die absoluten Zahlen der Gefallenen zwischen 269 (1922) und 561 (1921); (Jahr 1924 nicht genannt); die Zahl der Getöteten zwischen 424 (1922) und 776 (1923), Jahr 1924 nicht genannt.

Die Prozentzahlen der Erkrankten schwanken zwischen 0,48% (1922 bei einem Schweinebestand von 285900 Stück) und 1,09% (1919 bei einem Schweinebestand von 185500 Stück).

Die Prozentzahlen der Gefallenen und Getöteten bewegen sich zwischen 0,24% (1922) und 0,60% (1919); die der Gefallenen allein zwischen 0,09% (1922 und 0,29% (1919); die der Getöteten allein zwischen 0,15% (1922) und 0,30% (1920), wobei zu bemerken ist, daß das Jahr 1924 bei den beiden letzteren Berechnungen nicht einbegriffen ist.

Baden.
(Vgl. Diagramm 9 und Kurve 9.)

Die Erkrankungsziffer schwankt in der Vorkriegszeit, und zwar 1898, 1901, 1905, 1908 und 1913 zwischen 451 (1898 bei einem Schweinebestand von 411300 Stück) bis 1690 (1913 bei einem Schweinebestand von 476200 Stück). Der höchste Schweinebestand in *Baden* wurde im Jahre 1908 mit 558200 erreicht. Die Zahl der Erkrankungen an Rotlauf erreicht folgende Zahlen:

1901: 664; 1905: 516; 1908: 778; um im Jahre 1913: 1690 zu erreichen. Die Zahl der Gefallenen und Getöteten bewegt sich zwischen 383 (1905) und 687 (1913).

In Prozenten ausgedrückt, schwankte die Zahl der Erkrankungen zwischen 0,10% (1905) und 0,39% (1913); die der Gefallenen und Getöteten zwischen 0,10% (1908) und 0,14% (1913).

In den Kriegsjahren 1914—1918 einschließlich schwankte die Zahl der Erkrankten zwischen 802 (1915 bei einem Schweinebestand von 591900) und 3081 (1916 bei einem Schweinebestand von 412700 Stück). Die Zahl der gefallenen und getöteten Schweine schwankt zwischen 406 (1915 bei einem Schweinebestand von 591900) und 1996 (1916 bei einem Schweinebestand von 412700 Stück).

Die Prozentzahlen der Erkrankten bewegen sich zwischen 0,14% (1915) und 0,75% (1916 bei einem Schweinebestand von 412700 Stück); die der Gefallenen

Tabelle 19. *Relative Zahl der erkrankten, gefallenen und getöteten Schweine in Baden in den Jahren der stattgefundenen Viehzählung.*
Berechnung auf je 100 Stück des Schweinebestandes.
A = erkrankt, B = gefallen und getötet, C = gefallen, D = getötet (absolute Zahl). a = gefallen, b = gefallen und getötet, c = gefallen, d = getötet (auf je 100 Stück).
Schweinebestand nach der im Dezember des vorhergehenden Jahres stattgefundenen Viehzählung. (1923 fand die Viehzählung am 1. X. statt.)

Jahr	Schweine-bestand in 1000 Stck.	A	B	C	D	a	b	c	d
1898	411,3	451	428	—	—	0,110	0,104	—	—
1901	497,9	664	567	—	—	0,133	0,114	—	—
1905	515,0	516	383	—	—	0,100	0,074	—	—
1908	558,2	778	563	—	—	0,140	0,101	—	—
1913	476,2	1690	687	—	—	0,395	0,144	—	—
1914	581,0	1580	659	356	303	0,272	0,113	0,061	0,052
1915	591,9	802	406	265	141	0,136	0,069	0,045	0,023
1916	412,7	3081	1996	517	1479	0,747	0,484	0,125	0,358
1917	434,5	2613	1786	446	1340	0,601	0,411	0,103	0,308
1918	321,8	1103	606	122	484	0,343	0,188	0,038	0,150
1919	290,1	1404	678	178	500	0,484	0,231	0,061	0,170
1920	344,7	1349	605	159	446	0,391	0,176	0,046	0,129
1921	419,4	2019	986	303	683	0,481	0,235	0,073	0,162
1922	467,8	1583	862	215	647	0,338	0,184	0,046	0,138
1923	426,2	1807	881	193	688	0,434	0,212	0,045	0,166
1924	483,0	1738	936	—	—	0,360	0,194	—	—

und Getöteten zwischen 0,07% (1915 bei einem Schweinebestand von 591900) und 0,48% (1916 bei einem Schweinebestand von 412700 Stück).

Die absoluten Zahlen der Gefallenen schwanken zwischen 122 (1918) und 517 (1916 bei einem Schweinebestand von 412700); die der Getöteten zwischen 141 (1915) und 1479 (1916).

Die Prozentzahlen der Gefallenen bewegen sich zwischen 0,038% (1918) und 0,12% (1916). Die der Getöteten zwischen 0,023% (1915) und 0,36% (1916).

In den Nachkriegsjahren von 1919 (Schweinebestand 290100) bis einschließlich 1924 (Schweinebestand 483000) bewegen sich die Zahlen der Erkrankten zwischen 1349 (1920 bei einem Schweinebestand von 344700 Stück) und 2019 (1921 bei einem Schweinebestand von 419400 Stück). Nach 1921 folgt 1923 mit 1807, dann 1924 mit 1738 und 1922 mit 1583 Erkrankten.

Die Zahl der Gefallenen und Getöteten bewegte sich in den Nachkriegsjahren zwischen 605 (1920) und 986 (1921); die absoluten Zahlen der Gefallenen zwischen 159 (1920) und 303 (1921); Jahr 1924 nicht genannt; die Zahl der Getöteten zwischen 446 (1920) und 688 (1923); Jahr 1924 nicht genannt.

Die Prozentzahlen der Erkrankten schwanken zwischen 0,34% (1922 bei einem Schweinebestand von 467800 Stück) und 0,48% (1919 bei einem Schweinebestand von 290100 Stück).

Die Prozentzahlen der Gefallenen und Getöteten bewegten sich zwischen 0,18% (1920) und 0,23% (1921); die der Gefallenen allein zwischen 0,04% (1923) und 0,07% (1921); die der Getöteten allein zwischen 0,13% (1920) und 0,17% (1919), wobei zu bemerken ist, daß das Jahr 1924 bei den beiden letzteren Berechnungen nicht einbegriffen ist.

Regierungsbezirke in Preußen *).

(Vgl. Diagramme 10 und 11.)

Was die Zahl der verseuchten Gehöfte, der erkrankten, gefallenen und getöteten Schweine in den einzelnen Regierungsbezirken betrifft, so liegen bei den meisten Zusammenstellungen von 1897—1923 einschließlich vor. Gesondert wären ebenfalls zu besprechen die Bezirke Schneidemühl, Sigmaringen, Westpreußen und Berlin, da sie mit ihren geringeren Zahlen etwas aus der allgemeinen Übersicht herausfallen.

Was zunächst die Bezirke *Posen*, *Bromberg* und *Danzig* anbetrifft, so liegen in der Tabelle Angaben von 1897—1919 vor. In den 3 Bezirken kamen die meisten verseuchten Gehöfte im Bezirk Posen vor mit 59 683; die Zahl der erkrankten Schweine betrug 97 173, die der gefallenen und getöteten 89 615 = 92,22 %. Dann folgt Bromberg mit 48 329 verseuchten Gehöften, 88 160 Erkrankten und 78 269 Gefallenen oder Getöteten (= 88,77 %) der erkrankten Schweine. An 3. Stelle folgt Danzig mit 21 341 verseuchten Gehöften, 44 721 erkrankten, 36 909 gefallenen und getöteten Schweinen (= 82,51 % der erkrankten Schweine). Im Regierungsbezirk Marienwerder waren von 1897—1921: 30 667 verseuchte Gehöfte und 65 636 erkrankte, sowie 54 793 gefallene und getötete Schweine (= 83,49 % der Erkrankten).

Im Bezirk Schneidemühl waren von 1920—1923: 1724 verseuchte Gehöfte, die Zahl der erkrankten Schweine betrug 2672, die der gefallenen und getöteten 1976 (= 73,95 % der Erkrankten). In Westpreußen waren von 1922—1923 verseucht: 1296 Gehöfte; die Zahl der erkrankten Schweine betrug 2029, die der gefallenen und getöteten 1392 (= 68,60 % der Erkrankten). Im Regierungsbezirk Allenstein waren von 1905—1923 einschließlich 20 563 verseuchte Gehöfte; die Zahl der an Rotlauf erkrankten Schweine betrug 38 235, die der gefallenen und getöteten 33 213 (= 86,87 % der Erkrankten).

In Berlin gab es von 1897—1923: 872 verseuchte Gehöfte; die Zahl der erkrankten Schweine belief sich auf 5385; die der gefallenen und getöteten auf 4871 (= 90,45 % der Erkrankten). In Sigmaringen waren von 1897—1923: 817 Gehöfte verseucht; die Zahl der erkrankten Schweine betrug 1265, die der gefallenen und getöteten 612 (= 48,38 % der Erkrankten).

Von den übrigen Regierungsbezirken Preußens hatte in den Jahren 1897 bis 1923 die geringste Zahl der verseuchten Gehöfte der Regierungsbezirk Aachen mit 3848. Die Zahl der erkrankten Schweine betrug 5614, die der gefallenen und getöteten 2835 (= 50,50 % der Erkrankten). Die höchste Zahl der verseuchten Gehöfte mit 60 895 hatte der Bezirk Oppeln; die Zahl der erkrankten Schweine betrug 79 240, die der gefallenen und getöteten 69 185 (= 87,31 % der Erkrankten).

Die Zahl der erkrankten Schweine sowie der gefallenen und getöteten bewegt sich zwischen den für Aachen und Oppeln angegebenen Zahlen, wobei zu bemerken ist, daß die nächst höheren Ziffern die Bezirke Königsberg i. Pr., Merseburg, Breslau, Potsdam, Kassel und Frankfurt aufweisen; die nächst niedrigeren Ziffern Stralsund, Trier, Köln, Koblenz, Aurich, Osnabrück usw.

Im allgemeinen kann gesagt werden, daß die östlichen Regierungsbezirke stärker verseucht waren als die westlichen und die im Innern liegenden Regierungsbezirke.

---

*) Die Grenzänderungen haben die Jahreszahlen in einigen Regierungsbezirken etwas verschoben.

Wenn die Bezirke Potsdam, Kassel, Frankfurt und Magdeburg, sowie Merseburg unter den stärker verseuchten Bezirken sich befinden, so wäre das dadurch zu erklären, daß Berlin und die übrigen mit den Bezirken gleichnamigen Städte bedeutende Handelszentren darstellen.

Tabelle 20. *Gesamtzahl der verseuchten Gehöfte, der an Rotlauf einschl. Backsteinblattern erkrankten und gefallenen oder getöteten Schweine. — Zusammengestellt nach den „Jahresberichten über die Verbreitung von Tierseuchen", herausgegeben vom Reichsgesundheitsamt.*
A = verseuchte Gehöfte, B = erkrankte Schweine, C = gefallene oder getötete.

Jahr	Reg.-Bez.	A	B	C	Von je 100 erkrankten Schweinen fielen oder wurden getötet
1897—1919	Posen	59 683	97 173	89 615	92,22
1897—1919	Bromberg	48 329	88 160	78 269	88,77
1897—1923	Oppeln	60 895	79 240	69 185	87,31
1897—1921	Marienwerder	30 667	65 636	54 793	83,49
1897—1923	Königsberg i. Pr.	37 392	65 373	55 758	85,00
1897—1923	Merseburg	42 571	63 507	47 907	75,44
1897—1923	Breslau	39 763	62 453	47 234	75,63
1897—1923	Potsdam	36 420	53 374	42 704	80,01
1897—1923	Kassel	39 753	54 296	40 845	75,23
1897—1923	Frankfurt	32 574	51 076	42 589	83,38
1897—1923	Gumbinnen	26 316	49 100	44 665	90,90
1897—1923	Magdeburg	32 717	48 433	39 520	81,60
1897—1919	Danzig	21 341	44 721	36 909	82,51
1897—1923	Liegnitz	29 659	43 902	31 475	71,69
1897—1923	Stettin	24 788	42 462	30 352	71,48
1897—1923	Arnsberg	29 282	38 985	26 146	67,06
1905—1923	Allenstein	20 563	38 235	33 213	86,87
1897—1923	Schleswig	22 118	38 186	19 019	49,79
1897—1923	Düsseldorf	22 971	36 295	20 485	56,43
1897—1923	Köslin	17 158	35 467	22 253	62,75
1897—1923	Lüneburg	18 686	30 023	20 832	63,08
1897—1923	Minden	21 472	31 756	23 225	73,13
1897—1923	Hannover	15 606	24 189	15 791	65,30
1897—1923	Wiesbaden	16 546	21 861	13 883	63,49
1897—1923	Hildesheim	13 254	19 485	12 845	65,91
1897—1923	Erfurt	12 985	18 985	13 723	72,28
1897—1923	Münster	12 297	18 368	10 654	58,01
1897—1923	Stade	10 467	17 298	7 682	44,42
1897—1923	Osnabrück	10 023	16 557	11 923	72,03
1897—1923	Aurich	5 988	12 386	5 894	47,58
1897—1923	Koblenz	9 072	12 111	6 586	54,38
1897—1923	Köln	5 209	8 170	3 026	37,04
1897—1923	Trier	4 929	7 913	3 990	50,42
1897—1923	Stralsund	3 945	7 288	5 783	79,35
1897—1923	Aachen	3 848	5 614	2 835	50,50
1897—1923	Berlin	872	5 385	4 871	90,45
1920—1923	Schneidemühl	1 724	2 672	1 976	73,95
1897—1923	Sigmaringen	817	1 265	612	48,38
1922—1923	Westpreußen	1 296	2 029	1 392	68,60

Gemeinden und Gehöfte.

(Vgl. Kurve 3.)

In der Tab. 21 sind die in den Jahren von 1897—1923 im Deutschen Reiche verseuchten Gemeinden und Gehöfte zahlenmäßig vierteljährlich als auch jährlich angegeben. Die Zahl der verseuchten Gemeinden liegt im Jahre 1924 nicht vor.

In der Vorkriegszeit von 1897—1913 einschließlich war die geringste Anzahl der verseuchten Gemeinden 8691 und Gehöfte 18417 im Jahre 1897 zu verzeichnen. Die größte Anzahl finden wir im Jahre 1913 mit 29540 Gemeinden und 56973 Gehöften. In den übrigen Jahren bewegt sich die Zahl mit einigen Schwankungen (bei den Gehöften etwas stärker hervortretend) aufwärts, stärker verseucht waren auch die Jahre 1903 (24415 Gemeinden, 52724 Gehöfte); 1906 (24545 Gemeinden, 47820 Gehöfte); 1910 (25993 Gemeinden, 47330 Gehöfte).

In den Kriegsjahren von 1914—1918 einschließlich finden wir die geringste Anzahl der verseuchten Gemeinden mit 14822 und Gehöfte mit 25223. Im Jahre 1915 dagegen die höchste Ziffer der verseuchten Gemeinden mit 36399 und der Gehöfte mit 104172 im Jahre 1916. Es folgen in aufsteigender Linie 1918 mit 18225 verseuchten Gemeinden und 33509 verseuchten Gehöften. Das Jahr 1914 mit 24804 verseuchten Gemeinden und 51014 Gehöften; 1917 mit 30750 Gemeinden und 84071 Gehöften.

In den Nachkriegsjahren 1919—1923 einschließlich finden wir die geringsten Zahlen im Jahre 1919 (17096 verseuchte Gemeinden, 34850 verseuchte Gehöfte); die höchste Zahl im Jahre 1921 (verseuchte Gemeinden 24421, verseuchte Gehöfte 58365). Auf das Jahr 1919 folgt aufsteigend das Jahr 1920 (verseuchte Gemeinden 18948, Gehöfte 44779); 1922 (verseuchte Gemeinden 20723, Gehöfte 51513).

Was die Verteilung der verseuchten Gemeinden und Gehöfte auf die Vierteljahre sämtlicher Jahre von 1897—1921 anbetrifft, so geht aus der Tab. 21 und Kurve 3 hervor, daß die stärkste Verseuchung im 3. Vierteljahr zu finden ist, dann folgt absteigend in 16 Jahren das 4. Vierteljahr, in 9 Jahren das 2. Vierteljahr und das 1. Vierteljahr.

Bei den Gehöften in 17 Jahren das 4. Vierteljahr; in 9 Jahren das 2. Vierteljahr.

Bemerkenswert ist, daß sich sowohl bei den Gemeinden wie bei den Gehöften die Zahlen im 2. und im 4. Vierteljahr nähern.

Kreise, Gehöfte.

(Vgl. Tabelle 22.)

Wenn wir die stärkste Verbreitung des Rotlaufes in bezug auf die Kreise im Deutschen Reiche betrachten, so finden wir:

In den Vorkriegsjahren von 1897—1913 den *Kreis Züllichau* an der Spitze mit 789 verseuchten Gehöften und 869 erkrankten Schweinen. Die meisten Erkrankungen ereigneten sich, im Verhältnis zu der Zahl der verseuchten Gehöfte, im Kreise Jarotschin im Jahre 1913 mit 1086 erkrankten Schweinen bei 711 Gehöften.

In den Kriegsjahren von 1914 bis einschließlich 1918 finden wir die stärkste Verbreitung im Kreise Stormarn mit 700 Gehöften und 929 erkrankten Schweinen (1914).

In den Nachkriegsjahren von 1919 bis einschließlich 1923 finden wir die meisten verseuchten Gehöfte im Kreise Merseburg mit 538 verseuchten Gehöften im Jahre 1921.

Die Zahl der erkrankten Schweine ist seit 1915 nicht mehr angegeben.

Zur Epidemiologie des Rotlaufs.

Tabelle 21. Zahl der in den Jahren 1897–1921 im Deutschen Reiche verseuchten Gemeinden und Gehöfte, nach den Vierteljahrsstatistiken des Reichsgesundheitsamtes.

A. Gemeinden.

	1897	1898	1899	1900	1901	1902	1903	1904	1905	1906	1907	1908	1909	1910
1. Viertelj.	684	692	1 027	834	903	1 266	1 944	2 077	1 793	1 971	1 851	1 888	1 422	2 653
2. „	2956	2470	2 828	2 677	3 204	3 193	6 182	4 755	4 614	6 044	5 569	5 264	4 056	6 357
3. „	3611	4331	5 304	5 277	4 858	8 171	10 321	7 553	8 438	10 328	10 172	7 649	9 749	11 210
4. „	1440	2207	2 389	2 618	2 910	3 428	5 968	4 878	3 829	6 202	6 448	4 320	6 728	5 773
Pro Jahr	8691	9700	11 548	11 406	11 875	16 058	24 415	23 263	18 674	24 545	24 040	19 121	21 955	25 993

	1911	1912	1913	1914	1915	1916	1917	1918	1919	1920	1921	1922	1923	1924
1. Viertelj.	1 905	1 762	2 025	2 821	1 200	1 558	2 026	1 280	1 103	1 432	1 438	—	—	—
2. „	4 946	4 971	5 921	7 192	2 964	6 553	7 164	4 392	3 461	6 004	6 232	—	—	—
3. „	8 010	9 016	13 389	10 646	7 041	18 444	14 832	8 521	8 780	8 281	10 770	—	—	—
4. „	4 853	3 944	8 205	4 145	3 617	9 844	6 728	4 032	3 752	3 231	5 981	—	—	—
Pro Jahr	19 714	19 693	29 540	24 804	14 822	36 399	30 750	18 225	17 096	18 948	24 421	20 723	21 401	—

B. Gehöfte.

	1897	1898	1899	1900	1901	1902	1903	1904	1905	1906	1907	1908	1909	1910
1. Viertelj.	1 015	947	1 607	1 210	1 229	1 575	2 731	2 670	2 329	2 491	2 416	2 345	1 705	3 495
2. „	5 706	4 687	5 467	5 131	5 425	5 563	12 770	7 725	7 746	10 877	9 660	8 388	6 139	10 633
3. „	9 198	10 412	14 125	14 069	9 948	18 511	26 092	16 323	16 752	23 211	22 566	15 085	19 007	23 628
4. „	2 498	4 055	4 431	4 706	4 554	6 145	11 131	8 516	5 969	11 241	11 757	6 620	11 713	9 574
Pro Jahr	18 417	20 191	25 630	25 116	21 156	31 794	52 724	35 234	32 796	47 820	46 399	32 438	38 564	47 330

	1911	1912	1913	1914	1915	1916	1917	1918	1919	1920	1921	1922	1923	1924
1. Viertelj.	2 293	2 228	2 460	3 574	1 487	1 907	2 909	1 643	1 376	1 808	1 983	—	—	—
2. „	8 110	7 717	9 418	12 260	4 453	11 885	17 199	7 114	5 708	13 662	13 692	—	—	—
3. „	19 589	16 809	30 031	28 076	13 764	64 664	48 711	17 838	21 040	23 170	30 445	—	—	—
4. „	9 065	5 589	15 064	7 104	5 519	25 716	15 252	6 914	6 726	6 139	12 245	—	—	—
Pro Jahr	38 057	32 343	56 973	51 014	25 223	104 172	84 071	33 509	34 850	44 779	58 365	51 513	58 321	70 411

Tabelle 22. *Der Rotlauf hatte in den Jahren 1897—1923 in folgenden Kreisen die* Zusammengestellt nach den „Jahresberichten über die Verbreitung von

1897	Züllichau-Schwiebus . .	555 (637)	Teltow 353 (436)	Niederbarnim .	315 (370)
1898	do.	789 (869)	Kosten 292 (364)	Breslau	156 (228)
1899	do.	703 (773)	„ 473 (653)	Johannisburg .	281 (903)
1900	do.	675 (828)	Mogilno . . . 215 (502)	Kosten	208 (281)
1901	Ortelsburg . . .	373 (603)	Mohrungen . . 159 (311)	Johannisburg .	309 (783)
1902	Jarotschin . . .	404 (683)	Kosten 394 (485)	Ortelsburg . . .	372 (620)
1903	Ortelsburg . . .	442 (840)	Jarotschin . . 711 (1086)	Fischhausen . .	208 (386)
1904	Jarotschin . . .	350 (548)	Wirsitz 231 (298)	„ . .	140 (225)
1905	Ortelsburg . . .	321 (610)	„ 254 (372)	Heilsberg . . .	307 (458)
1906	Mogilno	496 (825)	Wongrowitz . . 270 (427)	Schubin	235 (358)
1907	„	385 (733)	„ . . 220 (410)	Schwetz	239 (707)
1908	„	245 (487)	Schwetz . . . 204 (438)	Wirsitz	209 (329)
1909	„	402 (696)	Wirsitz 333 (548)	Samter	306 (402)
1910	„	356 (970)	„ 385 (488)	Bromberg-Land	296 (503)
1911	Wongrowitz . .	276 (652)	Mogilno . . . 331 (675)	„	251 (497)
1912	„ . .	305 (577)	Wirsitz 474 (793)	„	283 (525)
1913	Wirsitz	277 (473)	Wongrowitz . . 208 (421)	Mogilno . . .	259 (522)
1914	„	388 (606)	Stormarn . . . 700 (929)	Schubin	238 (416)
1915	Stormarn . . .	264	Wongrowitz . . 180	Randow	176
1916	Merseburg . . .	819	Delitzsch . . . 665	Wirsitz	394
1917	Trebnitz	501	Roda 337	Merseburg . . .	410
1918	Schweinitz . . .	312	Gellnhausen . . 187	Fulda	158
1919	„ . . .	266	Fulda 251	Torgau	193
1920	Oschatz	318	Bautzen . . . 185	„	275
1921	Kamenz	323	Torgau . . . 282	Apolda	398
1922	Jena-Rhoda . .	286	Kamenz . . . 340	Heilsberg . . .	398
1923	Torgau	274	Grimma . . . 488	Jena-Rhoda . .	210

Welchen Einflüssen ist die Zunahme und Abnahme der Rotlauferkrankungen zuzuschreiben?

Bekanntlich ist der Rotlauferreger ein sehr feines, stäbchenförmiges Bacterium, der Bacillus erysipelatis suis, sehr verbreitet. Er kommt auf dem europäischen Kontinent überall vor. Obwohl der Rotlaufbacillus keine Sporen bildet, ist er dennoch gegenüber schädigenden Einflüssen ziemlich widerstandsfähig, welch' letzteres *Schütz* und *Voges*[54]) dem Umstande zuschreiben, daß er eine wachsartige Hülle besitzt. Besonders groß ist seine Widerstandsfähigkeit gegen Fäulnis im Fleisch, wo er monatelang am Leben bleibt. Auch in feuchter Erde hält er sich sehr lange infektionsfähig. Die Eintrocknung wirkt auf seine Widerstandsfähigkeit nur langsam ein; Kulturen, die nicht ganz eingetrocknet sind, halten sich monatelang.

Es ergeben alle Statistiken einwandfrei, daß die Ausbreitung der Rotlauferkrankungen alljährlich im Sommer, und zwar in den Monaten Juli, August und September ihren Höhepunkt erreicht, dann folgt in den meisten Fällen zunächst das 4. Vierteljahr und schließlich das zweite (Tab. 5, 21 und Kurve 3). Die geringste Zahl der Erkrankungen finden wir im 1. Vierteljahr. In der heißen Jahreszeit sind es besonders feuchte, schwüle Tage, an denen die Rotlauferkran-

stärkste Verbreitung: Gehöfte und Zahl. Zahl der erkrankten Schweine in Klammern. Tierseuchen im Deutschen Reiche". Herausgegeben vom Reichsgesundheitsamt.

Breslau 140 (206)	—	—	—	1897
Niederbarnim . 324 (385)	—	—	—	1898
Pleß 276 (338)	—	—	—	1899
„ 267 (352)	—	—	—	1900
Heilsberg . . . 161	Züllichau-Schwiebus . . 486 (632)	—	—	1901
Johannisburg . 417 (973)	Grätz 314 (333)	—	—	1902
Witkowo . . . 371 (607)	Wirsitz 374 (540)	Mogilno 230 (583)		1903
Grünberg . . . 327 (438)	Osterode i. Ostpr. 187 (327)	„ 224 (344)		1904
Fischhausen . . 168 (242)	Johannisburg . 234 (437)	—		1905
Groß-Strehlitz . 344 (386)	Wirsitz 303 (425)	Johannisburg . 253 (457)		1906
Heilsberg . . . 280 (388)	Jarotschin . . . 309 (506)	Kosten 261 (416)		1907
Groß-Strehlitz . 237 (293)	Samter 227 (322)	Gerdauen . . . 172 (248)		1908
Jarotschin . . . 233 (296)	Wongrowitz . . 197 (358)	Gnesen 193 (330)		1909
Wongrowitz . . 219 (389)	Colmar i. P. . . 570 (920)	—		1910
Colmar i. P. . . 317 (588)	Wirsitz 224 (327)	Gnesen 188 (361)		1911
Strelno 242 (328)	Stalupönen . . . 310 (534)	Samter 275 (409)		1912
Bromberg-Land 236 (533)	Colmar i. P. . . 294 (586)	—		1913
Wongrowitz . . 250 (555)	Bromberg-Land 210 (388)	—		1914
Wirsitz . . . 153	Neumarkt . . . 136	—		1915
Pleß 479	Breslau 621	—		1916
Usedom-Wollin . 577	Schweinitz . . . 272	—		1917
Uelzen 199	Delitzsch . . . 226	—		1918
Oschatz 178	Herford 127	—		1919
Heilsberg . . . 257	Großenhain . . 285	—		1920
Merseburg . . . 538	Schweinitz . . . 201	—		1921
Weißenfels . . . 259	Grimma 329	Merseburg . . . 285		1922
Gera 240	Oschatz 350	Weimar 255		1923

kungen einschließlich Backsteinblattern oft explosivartig auftreten, um bei kühlerer Witterung wieder nachzulassen, vor allen Dingen auch einen leichteren Verlauf zu nehmen. Wie die meisten Krankheitserreger, welche dem tierischen Organismus angepaßt sind, so findet auch der Rotlauferreger bei höheren Außentemperaturen, besonders bei solchen, welche sich der Körpertemperatur nähern, günstigere Entwicklungsbedingungen. Trotzdem widersteht er auch gewissen Graden von Kälte; seine Entwicklung und Vermehrung wird bei Kälte gehemmt, er wird gleichsam konserviert, um dann, wenn günstigere Bedingungen eintreten, pathogen zu werden.

Nach den Erfahrungen sind Ferkel unter 3 Monaten für die Infektion weniger empfänglich; obschon sie von erkrankten Eltertieren den Erreger mit der Muttermilch aufnehmen, so bleibt meistens die Erkrankung aus. Untersuchungen, inwieweit hierdurch eine natürliche Immunität erzeugt wird, scheinen bis jetzt noch nicht vorzuliegen. Nach den Angaben von *Fröhner-Zwick*[12]) erkranken Schweine im Alter von 3—12 Monaten am häufigsten. Das findet wohl darin auch eine Erklärung, daß der Handel mit Jungschweinen gegen den Sommer hin zunimmt, ferner, daß im allgemeinen die Schweine innerhalb eines Jahres fast restlos zur Abschlachtung kommen, andererseits aber über 1 Jahr alte Schweine auf natürlichem Wege nicht selten eine Immunität erlangt haben.

Das gewöhnliche Landschwein soll sich der Rotlaufinfektion gegenüber am widerstandsfähigsten zeigen. Nach *Lydtin*[24]) sind die englischen Rassen am empfänglichsten, besonders die Suffolk und Poland-China-Rasse, weniger die Yorkshirerasse; die ungarischen Rassen scheinen in bezug auf ihre Empfänglichkeit in der Mitte zu stehen. Bei Wildschweinen ist nach *Hutyra-Marek*[17]) die Krankheit bisher noch nicht festgestellt worden.

Hesse[19]) untersuchte die Entwicklungsfähigkeit des Rotlaufbacillus in Sand-, Lehm- und Kalkböden, Humus, kalkhaltigem Ton, Laubwald, Hochmoor und Niederungsmoor. Die Bodenarten stammten aus verschiedenen Gegenden des Deutschen Reiches. Er[19]) kommt zu dem Schluß, daß die Lebensfähigkeit der Rotlaufbacillen in den einzelnen Bodenarten sich folgendermaßen verhält: Humusreiche Böden, Sand- und Kalkböden sind für die Weiterentwicklung besonders günstig, wobei die Reaktion der Böden ausschlaggebend sein soll für die Lebensdauer der Rotlaufbakterien. Bei alkalischer Reaktion konnte *Hesse*[19]) noch nach 90 Tagen dieselbe Lebensfähigkeit beobachten wie in den ersten Tagen nach der Beimpfung und schließt hieraus auf eine jahrelange Lebensdauer der Rotlaufbakterien in solchen Böden; dagegen sterben sie bald in sauren Böden, wie Niedermoor, Hochmoor und Laubwald ab. Durch Zusatz von Alkalien — Salpeter, Kalk oder Stalldünger — konnte *Hesse*[19]) dieselbe lange Lebensfähigkeit feststellen, wie in den von Natur aus alkalischen Bodenarten. Im sauren *Sand* beobachtete er eine gleichlange Lebensdauer ohne jeglichen Zusatz von Alkalien. Aus diesen Versuchen geht hervor, daß auch die Bodenart für die Konservierung und Verbreitung des Rotlaufes eine nicht zu unterschätzende Rolle spielt. Es wäre interessant, festzustellen, inwieweit die immer mehr benutzte künstliche Düngung (alkalische Reaktion) einen Einfluß auf die Vermehrung des Rotlaufs hat.

Bei ausschließlicher Stallhaltung spielen die hygienischen Verhältnisse eine große Rolle. Hier kommt auch noch besonders vielleicht der Umstand in Betracht, daß der häufig auch im Digestionstraktus gesunder Schweine gefundene Erreger [*Olt*[29]), *Bauermeister*[2]), *Pitt*[32])] durch ein- oder mehrmalige Passagen seine Virulenz erhöht. Hölzerne Schweineställe, durchlässiger Untergrund, schlechte Reinigung, mangelhafter Jaucheabfluß, Bohlenbelag mit schadhaften Stellen, auch sog. Holzpritschen können bei Unterlassung der gründlichen Reinigung zur Konservierung des Ansteckungsstoffes beitragen. Bei schlechten, unsachgemäß gebauten Ställen ist eine Reinigung und Desinfektion erschwert oder gar unmöglich.

Haben die Tiere freien Auslauf, oder gehen sie auf die Weide, so können Plätze, wo sich früher kranke Schweine aufgehalten haben, gefährlich werden; dasselbe gilt für mit Schweinedünger gedüngte Äcker. Bei Gemeindeschweineherden wurde oft alljährlich das Auftreten des Rotlaufes nach dem Austrieb auf die Weide beobachtet. Das Vergraben von an Rotlauf verendeten Schweinen mag immerhin nicht selten ebenfalls zur Weiterverschleppung der Seuche dienen.

Die Verbreitung von Gehöft zu Gehöft erfolgt sowohl durch den Ankaufshandel von Schweinen als auch durch Zwischenträger (besonders Händler und andere Personen, Schuhwerk, Gegenstände), als auch insbesondere durch das Fleisch und die Schlachtabwässer von an Rotlauf erkrankten und notgeschlachteten Schweinen. Solches Fleisch wird naturgemäß nicht immer am Orte der Schlachtung vertrieben; es gelangt auch nach entfernteren Orten durch Verkauf und Verschenken.

Einen großen Einfluß auf das Vorkommen des Rotlaufes und seine Verbreitung hat auch die geographische Lage gegenüber dem Ausland bedingt. Aus der Statistik geht hervor (Tab. 12—14), daß im allgemeinen die Grenzbezirke am stärksten verseucht sind, und zwar stehen hier im Deutschen Reiche die an der Ostgrenze gelegenen Landesteile obenan. Die russische Veterinärpolizei war vor dem Weltkriege mangelhaft und dasselbe läßt sich vorläufig ebenfalls für die an Rußlands Stelle getretenen Randstaaten sagen. Daneben mag in den Grenzstaaten des Auslandes die Impfung noch nicht in dem Maße Platz gegriffen haben wie im Deutschen Reiche, da sie in der Regel keine eigenen Impfstofferzeugnisstätten besitzen und ihren Bedarf aus dem Auslande decken müssen. Auch der sog. kleine Grenzverkehr spielt bei der Einschleppung des Rotlaufes aus dem Auslande eine gewisse Rolle, da Fleisch und Zwischenträger (Personen, Händler) als Überträger in Betracht kommen.

Von den Grenzbezirken aus gelangt die Seuche auf allen möglichen Wegen, meist auf den Handelswegen, in das Innere des Reiches; es kann daher nicht wundernehmen, daß von den Großstädten als Handelszentren aus infolge ihres größeren Bedarfs an Fleisch und lebenden Schweinen, der Rotlauf auf das Land verschleppt und weiterverbreitet wird, auch selbst wenn man berücksichtigt, daß die in die großen Städte eingeführten Schweine fast ausschließlich Schlachtzwecken dienen und Mast- und Zuchttiere weniger über die zentralisierten Märkte gehen.

Die Zahl der Rotlauferkrankungen paßt sich an die jeweilige Bestandzahl der Schweine an. Wir sehen besonders in den Vorkriegsjahren parallel zu der Vermehrung des Schweinebestandes im Deutschen Reiche auch eine Zunahme der Erkrankungen an Rotlauf. Es könnte scheinen, als wenn die seit 1898 eingeführte Simultanimpfung nach dem von Lorenz angegebenen Verfahren keinen besonders günstigen Einfluß auf die Zahl der Erkrankungen gehabt hätte, da die absoluten Zahlen der Erkrankungen von 1898—1914 ansteigen (Tab. 5). Wenn wir dagegen die Prozentzahlen der Gefallenen und Getöteten den Erkrankungen gegenüberstellen, so läßt sich hieraus eine relative Abnahme erkennen; sie betrug im Jahre 1898 93,2%, während im Jahre 1914, wo die Impfung trotz des Anfang August ausgebrochenen Krieges während der warmen Jahreszeit noch voll zur Wirkung kam, nur 63,9% betrug. Auch der Einfluß des Reichsfleischbeschaugesetzes (seit 1900) auf die Erstattung der Anzeige mag nicht ohne Bedeutung auf die Zunahme der amtlich bekannt gewordenen Rotlaufzahlen sein.

Die große Zahl der Erkrankungen der Schweine an Rotlauf während der Kriegsjahre 1916 und 1917 läßt sich aus den Kriegsverhältnissen ungezwungen erklären. Die veterinärpolizeilichen Maßnahmen gegen Seuchen fanden weniger Beachtung; der Einschleppung, besonders aus dem Osten, standen die Wege offen; es trat verschiedentlich Mangel an Serum ein; die größte Anzahl der Tierärzte stand im Felde; die Schwarzschlachtungen und ,,Notschlachtungen" bei den damals bestehenden Schlachtbeschränkungen waren an der Tagesordnung; das Verschicken von Fleisch aus entfernteren Gegenden hatte eine Zunahme erfahren, und zwar meist auf unkontrollierbaren Wegen. Auch haben die veränderten Ernährungsverhältnisse der Schweine, besonders das Fehlen von Kraftfutter zur Schwächung der Körperkonstitution beigetragen. Nach einem Berichterstatter (s. Veröffentlichungen der beamteten Tierärzte 1919) wurden die meisten Fälle von Rotlauf nicht zur Anzeige gebracht und infolge der öffentlichen Bewirtschaftung des Fleisches notgeschlachteter rotlaufkranker Schweine der Ansteckungsstoff verbreitet.

Während die Prozentzahl in den Nachkriegsjahren von 1918 (74,1%) bis 1920 auf 56,9% fällt, steigt sie merkwürdigerweise in den folgenden Jahren wieder an, um im Jahre 1923 den Höchststand von 64,9% zu erreichen. Im Jahre 1924 zeigte sie mit 64,5% einen geringen Rückgang. Das Ansteigen läßt sich in den genannten Jahren wohl auch zum Teil aus den wirtschaftlichen Verhältnissen und zum Teil aus den geradezu unnatürlichen Grenzen des zerstückelten Deutschen Reiches erklären, wobei neben dem Ansteigen des Schweinebestandes überhaupt die durch die Inflation gehemmte Serumproduktion ebenfalls eine Rolle spielt. Andererseits mag aber auch die weniger straffe Handhabung der veterinärpolizeilichen Maßnahmen durch Nachlassen des Ordnungssinnes in allen Schichten der Bevölkerung (vgl. die Tollwutbekämpfung) einen Einfluß gehabt haben.

Hier wäre auch die Frage zu erwägen, ob die Rotlaufimpfung (Simultanimpfung) wirklich einen Vorteil bietet und sie nicht, wie von mehreren Seiten behauptet worden ist [*Rickmann*[35]), *Berndt*[5])], geradezu sogar eine Verbreitung und Ausdehnung der Seuche herbeiführt. *Rickmann*[35]) wollte schon im Jahre 1909 durch die Statistik beweisen, daß seit Einführung der Schutzimpfung die Verbreitung des Rotlaufes gewaltig zugenommen habe, und daß hieran vor allem die Simultanimpfung schuld sei. Dieser Auffassung treten jedoch [*Lehmann*[23]), *Kleinpaul*[21]), *Marder*[26]), *Schreiber*[45]), *Poels* (zit. nach *Kets*), *Meyer*[27]), *Helfers*[16]) entgegen. Sie kommen zu dem Schlusse, daß der Rotlauf durch die Impfung nicht zu-, sondern abgenommen habe und sichere Übertragung des Rotlaufes durch die Impflinge nicht erbracht worden seien. Da wir kein anderes zuverlässiges und sicheres Behandlungsverfahren zur Heilung des Rotlaufes besitzen, so stellt eben das Schutzimpfungsverfahren das wirksamste Mittel zur Bekämpfung dieser Seuche dar. Daß eine Ausscheidung von Rotlaufbacillen durch die Impflinge nicht völlig ausgeschlossen ist, geht, wie auch *Klimmer*[22]) berichtet, aus den Beobachtungen von *Voges* und *Schütz*[54]) hervor, welche fanden, daß das Blut von Schweinen nach Verimpfung des Vaccin I Pasteurs von Rotlaufbakterien überschwemmt ist. Sie halten sich im Blute vom 2. bis zum 9. Tage und besitzen nach den Autoren eine hohe Virulenz. Da durch Impfrotlauffälle tatsächlich eine Verbreitung möglich erscheint, wurde von *Lydtin*[24]) und *Schreiber*[45]) vorgeschlagen, die nichtgeimpften Tiere von den Impflingen zu trennen. Erneute Untersuchungen über diese wichtigen Fragen wären vorzunehmen.

Es dürfte wohl keinem Zweifel unterliegen, daß die Impfung nach *Lorenz* unberechenbare Vorteile hat, trotzdem *lebende Bacillen* verwendet werden. Sollte wirklich hier und da eine Weiterverbreitung bewirkt werden können, so wäre das kleinere Übel gegen das größere Übel in den Kauf zu nehmen, zumal vor der Einführung der Lorenzschen Impfung infolge der Rotlaufverluste in manchen Gegenden die für Deutschland wichtige Schweinehaltung direkt unmöglich geworden war.

Schluß und Zusammenfassung.

1. Durch die Statistik ergibt sich, daß von 1898—1924 die Zahl der Rotlauferkrankungen im Deutschen Reiche (berechnet auf Hundert des Schweinebestandes) 0,99% nicht überschreitet. In der Vorkriegszeit bleibt sie mit gewissen Schwankungen unter 0,42% des Schweinebestandes im Jahre. Die geringste Zahl weist das Jahr 1915 mit 0,17% auf. Während des Weltkrieges erfolgte im Jahre 1916 ein plötzliches Anschwellen bis zum Höchststand mit 0,99%, fällt bis 1918 auf 0,42%, womit derselbe Stand wie im Jahre 1913 erreicht wurde. Nach den Kriegsjahren steigt die Zahl, mit Ausnahme des Jahres 1922, allmählich wieder an (1924: 0,6%).

2. Die Zahl der infolge Rotlauferkrankungen gefallenen und getöteten Schweine hält sich in entsprechender Höhe, geht aber niemals über 0,8% hinaus.

Die geringste Zahl der gefallenen Schweine weist das Jahr 1915 mit 0,08% auf, die größte Zahl das Jahr 1916 mit 0,3%. In den Nachkriegsjahren zeigen sich ebenfalls Schwankungen; die Prozentzahl der Gefallenen steigt aber nicht über 0,17% (auf die Schweinezahl berechnet) (1911).

3. Die meisten Erkrankungen innerhalb eines Jahres kamen stets im 3. Vierteljahr vor, dann folgt in den meisten Jahren das vierte, dann das zweite; die geringste Zahl der Erkrankungen finden sich im 1. Vierteljahr.

4. Der Rotlauf der Schweine verursacht im Deutschen Reiche alljährlich einen beträchtlichen wirtschaftlichen Schaden. Er beträgt schon allein, wenn man die Zahlen der letzten 28 Jahre (1898—1924) und die Verluste allein durch den Tod in Betracht zieht, mindestens durchschnittlich über 1 Million Mark im Jahre. In Wirklichkeit dürfte der Verlust erheblich größer sein. Ein weiterer Schaden wird durch die Rotlauf*erkrankungen* herbeigeführt (vorzeitige Schlachtungen). Auch die Zucht wird ungünstig beeinflußt.

5. Die Verbreitung des Rotlaufes ist von verschiedenen Ursachen abhängig, wobei die geographische Lage des Landesteiles, die Anzahl des Schweinebestandes, der Handel und Verkehr, sowie die Bodenverhältnisse die Hauptrolle spielen.

6. Durch den Weltkrieg wurde besonders in den Jahren 1916 und 1917 eine starke Verbreitung der Seuche hervorgerufen, die ihre Nachwirkung auch noch in den Nachkriegsjahren zeigt.

7. Mit veterinärpolizeilichen Maßnahmen allein ist es nicht möglich, den Rotlauf wirksam zu bekämpfen. Es muß dazu die Schutzimpfung treten.

9. Solange kein besseres Impfverfahren bekannt ist, muß außer veterinärpolizeilichen Maßnahmen die Simultanimpfung als die brauchbarste Methode zur Bekämpfung des Rotlaufes und zur Verminderung der durch den Rotlauf verursachten wirtschaftlichen Schäden angesehen werden.

10. Auch selbst dann, wenn man zugibt, daß infolge der Schutzimpfung durch die Impflinge Rotlauferreger ausgeschieden werden können, muß dennoch die Schutzimpfung bis auf weiteres in Anwendung bleiben, um einen noch größeren Schaden zu verhüten.

Schrifttum.

[1]) *Acél, D.*, Zur Ätiologie des Erysipeloids. Dtsch. med. Wochenschr. **50**, Nr. 29, S. 988. 1924. — [2]) *Bauermeister, C.*, Über das ständige Vorkommen pathogener Mikroorganismen, insbesondere der Rotlaufbakterien in den Tonsillen des Schweines. Inaug.-Diss. Bern 1901. — [3]) *Baranski, A.*, Geschichte der Tierzucht und Tiermedizin im Altertum. Wien 1886. — [4]) *Bierbaum* und *Gottron*, Berl. dermat. Gesellschaft, Sitzg. v. 8. VII. 1924. — [5]) *Berndt*, Über Rotlaufimpfung und ihre Gefahren in veterinärpolizeilicher Hinsicht. Berlin. tierärztl. Wochenschr. 1904, S. 143. — [6]) *Diermen van*, Aanwending van vlekziektserum. Tijdschr. voor Diergeneesk. **50**, 784—785. — [7]) *Edel, K.*, Über Schweinerotlauf beim Menschen. Neederlandsch tijdschr. v. geneesk. 1. Hälfte, **68**, Nr. 5, S. 452—455. 1924; ref. v. Hanne, im Zentralbl. f. d. ges. Hyg. **1925**, 181. — [8]) *Ellenberger-Schütz*, Jahresberichte 1881—1923. — [9]) *Esau*, Dtsch. med. Wochenschr. 1925, Nr. 18, ref. von *Bergeat*, in Münch. med. Wochenschr. 1925, S. 874. — [10]) *Falset, P.*, Morphologische und biologische Vergleichsprüfungen des Erregers des Erysipeloids Rosenbach mit dem Schweinerotlaufbacillus und dem Bacillus murisepticus (R. Koch). Inaug.-Diss. Berlin 1924. — [11]) *Friedrich, A.*, Beitrag zur Biologie des Bacillus murisepticus. Inaug.-Diss. Berlin 1924. — [12]) *Fröhner, E.*, und *E. Zwick*, Lehrbuch der speziellen Pathologie und Therapie der Haustiere, Bd. II,

S. 206. 1925. — [13]) *Glässer*, Die Krankheiten des Schweines. Verlagsbuchh. Schaper, Hannover 1912. — [14]) *Harms, Carsten*, Der Rotlauf des Schweines — die Schweineseuche. Nach eigenen Beobachtungen und Untersuchungen. Hannover 1869. — [15]) *Hennig*, Berlin. tierärztl. Wochenschr. 1907, S. 542. — [16]) *Helfers, A.*, Impfungen gegen Rotlauf nach Lorenz und die Verbreitung des Rotlaufs der Schweine. Berlin. tierärztl. Wochenschr. 1911, S. 783. — [17]) *Hutyra-Marek*, Spezielle Pathologie und Therapie der Haustiere, Bd. I, S. 76. 1922. — [18]) *Kämmerer*, Zur Impfung der Schweine gegen die Rotlaufseuche. Berlin. tierärztl. Wochenschr. 1916, S. 483. — [19]) *Hesse*, Einfluß der Reaktion, insbesondere des Bodens auf die Fruchtentwicklung des Rotlauf- bzw. des Murisepticusbacillus. Arch. f. wiss. u. prakt. Tierheilk. **50**, 168—191. — [20]) *Kets, J.*, Sind die Impfungen gegen Rotlauf für die Ausbreitung desselben förderlich. Inaug.-Diss. Bern 1914. — [21]) *Kleinpaul*, Sollen wir Tierärzte weiter mit Rotlaufkultur impfen? Berlin. tierärztl. Wochenschr. 1904, S. 303. — [22]) *Klimmer* und *Wolff-Eisner, A.*, Handbuch der Serumtherapie und Serumdiagnostik in der Veterinärmedizin 1911, S. 41. — [23]) *Lehmann*, Besprechung der Wirkung der Rotlaufimpfung. Protokoll der 68. Generalversammlung des Tierärztl. Vereins für die Prov. Brandenburg. 29. V. 1904. Berlin. tierärztl. Wochenschr. 1904, S. 752. — [24]) *Lydtin, A.*, und *M. Schottelius*, Der Rotlauf der Schweine, seine Entstehung und Verhütung. Wiesbaden 1885. — [25]) *Lucas, H.*, Zur Rotlaufimpfung. Berlin. tierärztl. Wochenschr. 1916, S. 444. — [26]) *Marder, H.*, Zur Rotlaufimpfung. Berlin. tierärztl. Wochenschr. 1904, S. 336. — [27]) *Meyer*, Wird durch die Lorenzsche Schutzimpfung der Rotlauf verbreitet? Vortrag gehalten auf der Generalversammlung des Verbandes der prakt. Tierärzte am 28. II. 1910. Berlin. tierärztl. Wochenschr. 1910, S. 737. — [28]) *Natusch, E.*, Beiträge zur Kenntnis des Schweinerotlaufes. Inaug.-Diss. Gießen 1910. — [29]) *Olt*, Über das regelmäßige Vorkommen der Rotlaufbakterien im Darm des Schweines. Berlin. tierärztl. Wochenschr. 1901, S. 169. — [30]) *Opalka*, Beitrag zum Nachweis von Rotlaufbakterien in faulenden Organen. D. T. W. 1908, S. 399. — [31]) *Overbeck, A.*, Die Ätiologie und die Bekämpfung des Schweinerotlaufes. Inaug.-Diss. Bern 1907. — [32]) *Pitt, W.*, Beiträge zum regelmäßigen Vorkommen der Rotlaufbakterien auf der Darmschleimhaut und in den Tonsillen gesunder Schweine. Zentralbl. f. Bakteriol., Parasitenk. u. Infektionskrankh. **45**, 33 u. 111. 1907. — [33]) *Pitt, W.*, Das Vorkommen der Rotlaufbakterien in der Gallenblase von Schweinen, die die Infektion überstanden haben. Zentralbl. f. Bakteriol., Parasitenk. u. Infektionskrankh. **46**, 400. 1908. — [34]) *Pitt, W.*, Ist mit der Kulturimpfung bei der Immunisierung gegen Rotlauf der Schweine die Gefahr einer Weiterverbreitung dieser Seuche verbunden? Berlin. tierärztl. Wochenschr. 1911, S. 572. — [35]) *Rickmann*, Die Bekämpfung des Rotlaufes der Schweine. Vortrag, gehalten auf der Frühjahrsversammlung des Vereins der Tierärzte des Reg.-Bez. Wiesbaden. Berlin. tierärztl. Wochenschr. 1909, S. 643. — [36]) *Rosenbach, F. J.*, Experimentelle, morphologische und klinische Studien über die krankheitserregenden Mikroorganismen des Schweinerotlaufes des Erysipeloids und der Mäusesepsis. Zeitschr. f. Hyg. u. Infektionskrankh. **63**, 343. — [37]) *Rupprecht, R.*, Das Erysipeloid. Münch. med. Wochenschr. **71**, Nr. 18, S. 590. 1924. — [38]) *Pfeiler*, Ein Beitrag zur Hygiene des Bodens unter dem Gesichtspunkte der Verbreitung des Rotlaufs der Schweine. Landwirtschaftl. Zeitung **43**, 233—234. — [39]) *Reichsgesundheitsamt:* Jahresberichte über die Verbreitung von Tierseuchen im Deutschen Reiche 1899—1921. Berlin. Verlag Jul. Springer. — [40]) *Reichsamt (Statistisches):* Statistisches Jahrbuch für das Deutsche Reich, Jahrg. 1899—1924. — [41]) *Raebiger*, Die Rotlaufimpfung unter dem Einflusse des Krieges. Berlin. tierärztl. Wochenschr. 1917, Nr. 33, S. 227. — [42]) *Sächsische Veterinärberichte:* 1898—1922. — [43]) *Schmidt, W.*, Arch. f. wiss. u. prakt. Tierheilk. **50**, 341—350. — [44]) *Scharmer*,

Die Bekämpfung des Rotlaufs der Schweine. Arch. f. wiss. u. prakt. Tierheilk. **26**, 356. — [45]) *Schreiber*, Österreichische Monatsschrift f. Tierheilkunde **31**, Nr. 1 u. 2. — [46]) *Schreiber*, Über Rotlaufimpfung, ihre Erfolge und Mißerfolge. Vortrag, gehalten in der 31. Sektion der 81. Vers. dtsch. Naturforsch. u. Ärzte in Salzburg. Berlin. tierärztl. Wochenschr. 1909, S. 903. — [47]) *Spinola, W.*, Die Krankheiten der Schweine. Berlin 1842. — [48]) *Stadie, A.*, Beiträge zur Biologie des Rotlaufbacillus mit Rücksicht auf die Verwertung des Fleisches und die unschädliche Beseitigung der Kadaver rotlaufkranker Tiere. Berlin. tierärztl. Wochenschr. 1905, S. 117. — [49]) *Steffen*, Der Rotlauf der Schweine im Reg.-Bezirk Magdeburg. Berl. Archiv 1899, S. 132. — [50]) *Tierärzte Preußens (Beamtete)*: Veröffentlichungen für die Jahre 1914—1918, **15**, 6. — [51]) *Schilling*, Berl. Archiv **17**, 365. — [52]) *Veen, Klaas van der*, Beiträge zur Frage der Virusträger im besonderen bei Schweinerotlauf. Inaug.-Diss. Bern 1909. — [53]) *Verein Badischer Tierärzte:* Mitteilungen der Jahrgänge 1901—1920. — [54]) *Voges* und *Schütz*, Arch. f. wiss. u. prakt. Tierheilk. **24**, 173. 1899. — [55]) *Wagner, W.*, Untersuchungen über den Nachweis von Rotlaufbakterien in faulen Organen und im Tierkörper nach der Lorenzschen Schutzimpfung. Inaug.-Diss. Bern 1910. — [56]) *Warsow*, Über Erysipeloid. Med. Gesellschaft Leipzig, Sitzg. v. 6. VI. 1924; Münch. med. Wochenschr. **71**, Nr. 28, S. 962. 1924. — [57]) *Wetzel*, Münch. med. Wochenschr. 1907, S. 2482.

Diagramme 1—11.

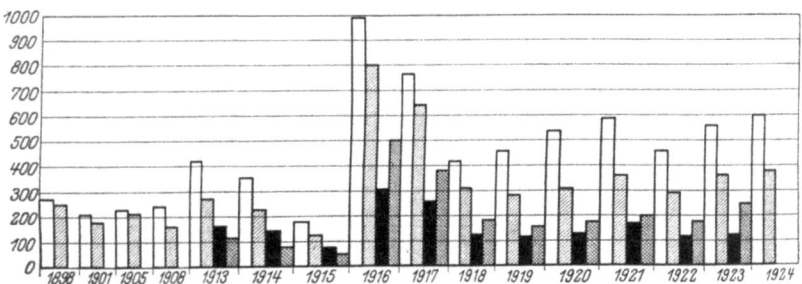

Diagramm 1. Deutsches Reich. Relative Zahl der an Rotlauf einschl. Backsteinblattern erkrankten, gefallenen und getöteten Schweine (1898—1924).

Von je 100000 Stück des vorhandenen Schweinebestandes ☐ an Rotlauf erkrankt
▨ gefallen und getötet
▧ getötet
■ gefallen

38   F. Cohen:

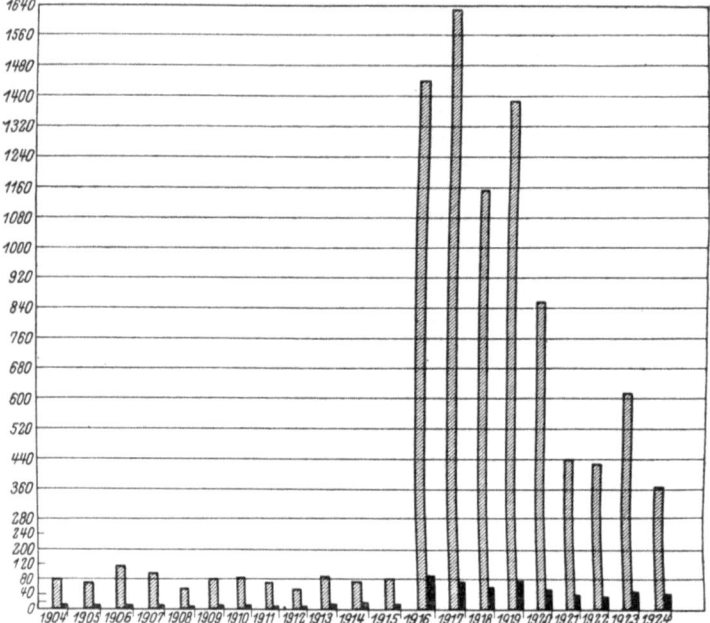

Diagramm 2. Deutsches Reich, Fleischbeschaustatistik. Relative Zahl der bedingt tauglichen und untauglichen Schweine (1904—1924).

Von je 100 000 ordnungsmäßig beschauten Schweinen wurden wegen Rotlauf beanstandet
        bedingt tauglich
        untauglich

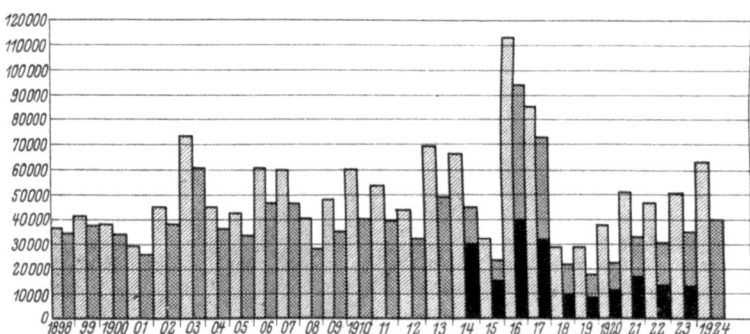

Diagramm 3. Preußen. Absolute Zahl der an Rotlauf einschl. Backsteinblattern erkrankten, gefallenen und getöteten Schweine (1898—1924).

        erkrankte Schweine
        gefallene oder getötete Schweine
        gefallene Schweine

Zur Epidemiologie des Rotlaufs. 39

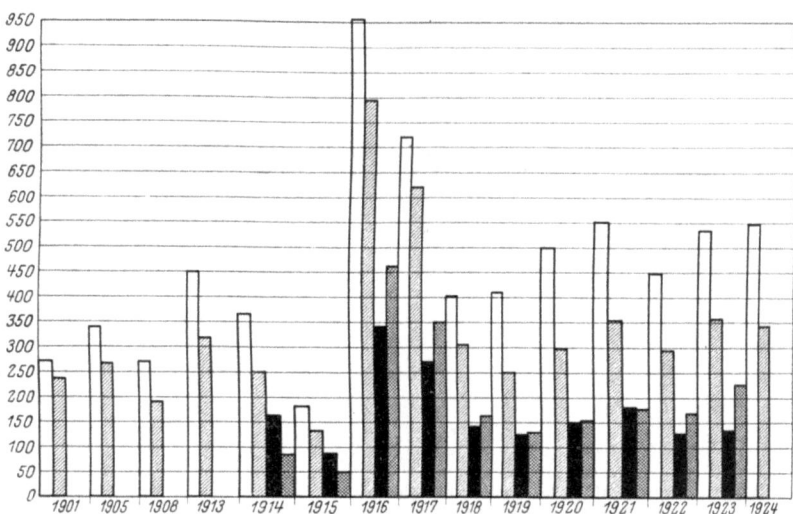

Diagramm 4. Preußen. Relative Zahl der an Rotlauf einschl. Backsteinblattern erkrankten, gefallenen und getöteten Schweine (1901—1924).

Von je 100 000 Stück des vorhandenen Schweinebestandes ▢ an Rotlauf erkrankt
▨ gefallen und getötet
▨ getötet
■ gefallen

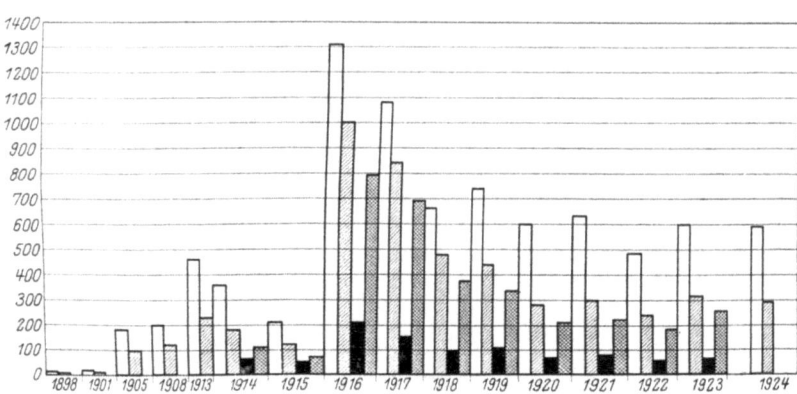

Diagramm 5. Bayern. Relative Zahl der an Rotlauf einschl. Backsteinblattern erkrankten, gefallenen und getöteten Schweine (1898—1924).

Von je 100 000 Stück des vorhandenen Schweinebestandes ▢ an Rotlauf erkrankt
▨ gefallen und getötet
▨ getötet
■ gefallen

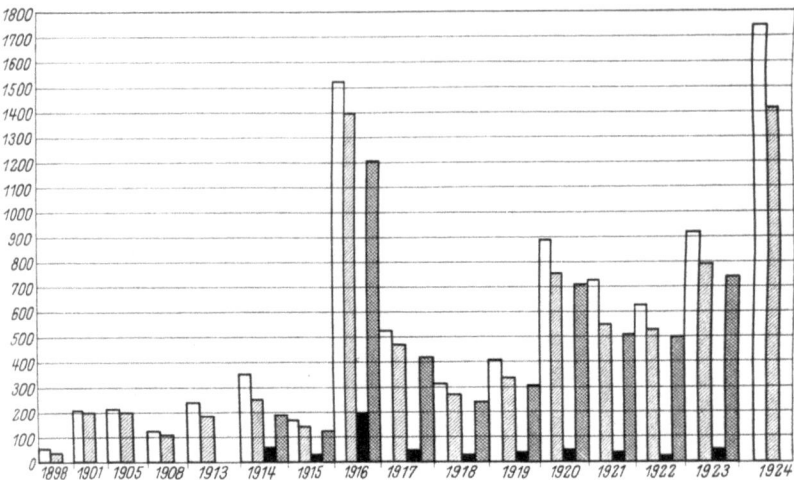

Diagramm 6. Freistaat Sachsen. Relative Zahl der an Rotlauf einschl. Backsteinblattern erkrankten, gefallenen und getöteten Schweine (1898—1924).

Von je 100 000 Stück des vorhandenen Schweinebestandes ☐ an Rotlauf erkrankt
▨ gefallen und getötet
▨ getötet
■ gefallen

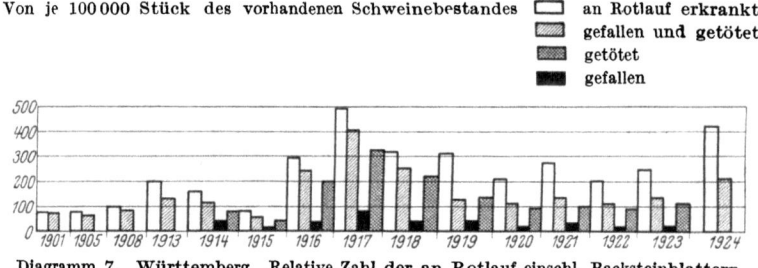

Diagramm 7. Württemberg. Relative Zahl der an Rotlauf einschl. Backsteinblattern erkrankten, gefallenen und getöteten Schweine (1901—1924).

Von je 100 000 Stück des vorhandenen Schweinebestandes ☐ an Rotlauf erkrankt
▨ gefallen oder getötet
▨ getötet
■ gefallen

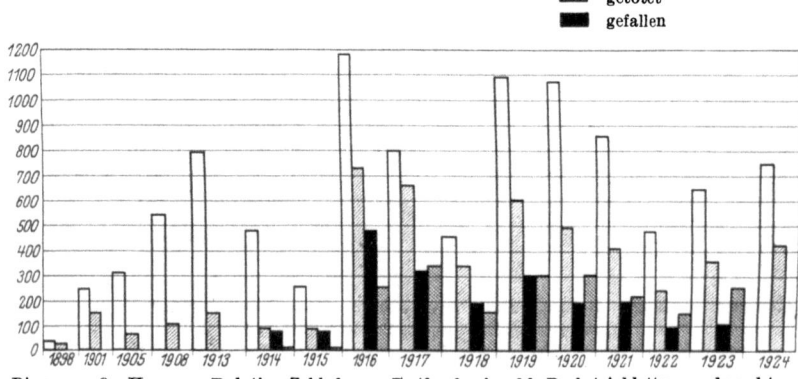

Diagramm 8. Hessen. Relative Zahl der an Rotlauf einschl. Backsteinblattern erkrankten, gefallenen und getöteten Schweine (1898—1924).

Von je 100 000 Stück des vorhandenen Schweinebestandes ☐ an Rotlauf erkrankt
▨ gefallen und getötet
▨ getötet
■ gefallen

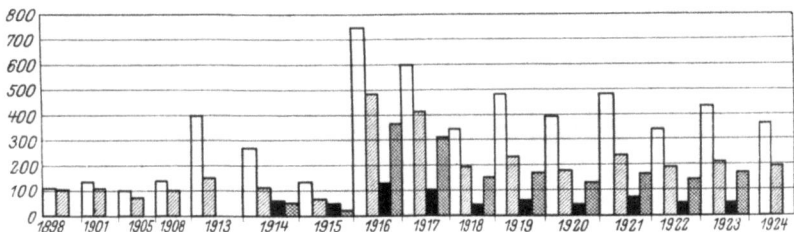

Diagramm 9. Baden. Relative Zahl der an Rotlauf einschl. Backsteinblattern erkrankten, gefallenen und getöteten Schweine (1898—1924).

Von je 100 000 Stück des vorhandenen Schweinebestandes

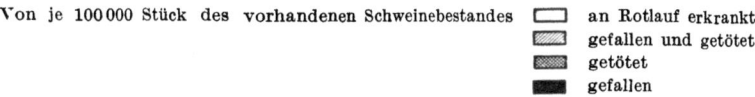

an Rotlauf erkrankt
gefallen und getötet
getötet
gefallen

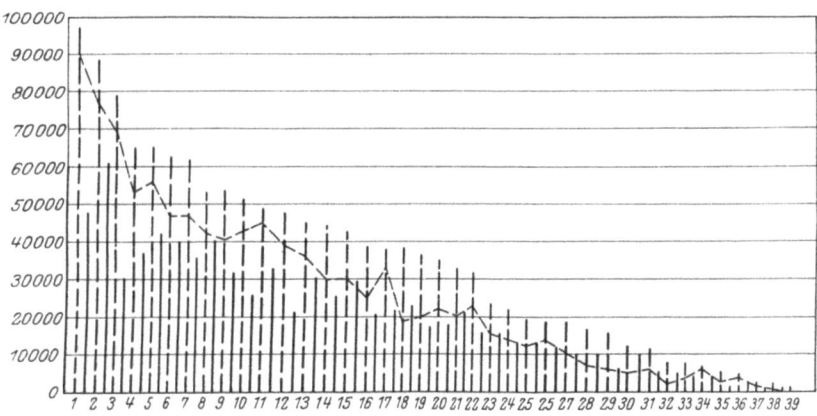

Diagramm 10. Regierungsbezirke Preußens. Gesamtsumme der an Rotlauf einschl. Backsteinblattern erkrankten Schweine; Verluste durch gefallene und getötete Schweine; durch Rotlauf einschl. Backsteinblattern betroffene Gehöfte.

Innerhalb der bei den einzelnen Regierungsbezirken angegebenen Zahl von Jahren wurden insgesamt durch Rotlauf betroffen:

——— Gehöfte, - - - - an Rotlauf erkrankte Schweine, ⁄⁄⁀⁀ Verluste durch gefallene und getötete Schweine.

1. Posen 1897—1919.
2. Bromberg 1897—1919.
3. Oppeln 1897—1923.
4. Marienwerder 1897—1923.
5. Königsberg 1897—1923.
6. Merseburg 1897—1923.
7. Breslau 1897—1923.
8. Potsdam 1897—1923.
9. Kassel 1897—1923.
10. Frankfurt 1897—1923.
11. Gumbinnen 1897—1923.
12. Magdeburg 1897—1923.
13. Danzig 1897—1919.
14. Liegnitz 1897—1923.
15. Stettin 1897—1923.
16. Arnsberg 1897—1923.
17. Allenstein 1905—1923.
18. Schleswig 1897—1923.
19. Düsseldorf 1897—1923.
20. Köslin 1897—1923.
21. Lüneburg 1897—1923.
22. Minden 1897—1923.
23. Hannover 1897—1923.
24. Wiesbaden 1897—1923.
25. Hildesheim 1897—1923.
26. Erfurt 1897—1923.
27. Münster 1897—1923.
28. Stade 1897—1923.
29. Osnabrück 1897—1923.
30. Aurich 1897—1923.
31. Koblenz 1897—1923.
32. Köln 1897—1923.
33. Trier 1897—1923.
34. Stralsund 1897—1923.
35. Aachen 1897—1923.
36. Berlin 1897—1923.
37. Schneidemühl 1920—1923.
38. Westpreußen 1922—1923.
39. Sigmaringen 1897—1923.

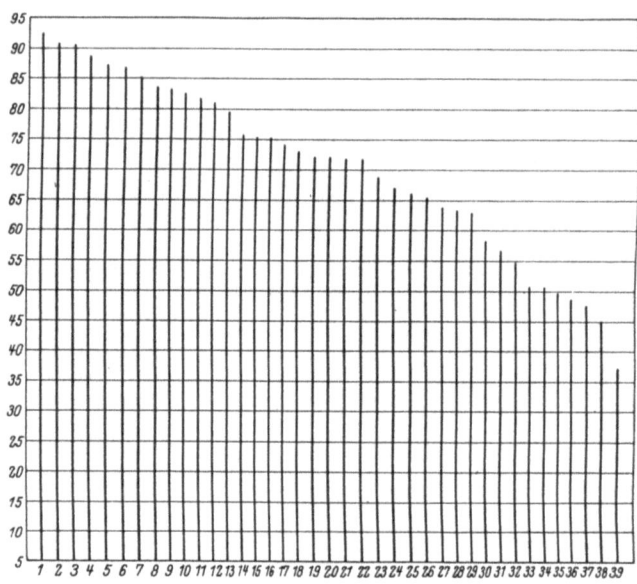

Diagramm 11. Regierungsbezirke Preußens: Prozentuale Zahl der Verluste durch gefallene und getötete von der Gesamtsumme der an Rotlauf einschl. Backsteinblattern erkrankten Schweine.

Innerhalb der bei den einzelnen Regierungsbezirken angegebenen Zahl von Jahren fielen oder wurden getötet ——— im Durchschnitt von je 100 an Rotlauf erkrankten Schweinen in den einzelnen Regierungsbezirken Preußens:

1. Posen 1897—1919.
2. Gumbinnen 1897—1923.
3. Berlin 1897—1923.
4. Bromberg 1897—1919.
5. Oppeln 1897—1923.
6. Allenstein 1905—1923.
7. Königsberg 1897—1923.
8. Marienwerder 1897—1923.
9. Frankfurt 1897—1923.
10. Danzig 1897—1919.
11. Magdeburg 1897—1923.
12. Potsdam 1897—1923.
13. Stralsund 1897—1923.
14. Breslau 1897—1923.
15. Merseburg 1897—1923.
16. Kassel 1897—1923.
17. Schneidemühl 1920—1923.
18. Minden 1897—1923.
19. Erfurt 1897—1923.
20. Osnabrück 1897—1923.
21. Liegnitz 1897—1923.
22. Stettin 1897—1923.
23. Westpreußen 1922—1923.
24. Arnsberg 1897—1923.
25. Hildesheim 1897—1923.
26. Hannover 1897—1923.
27. Wiesbaden 1897—1923.
28. Lüneburg 1897—1923.
29. Köslin 1897—1923.
30. Münster 1897—1923.
31. Düsseldorf 1897—1923.
32. Koblenz 1897—1923.
33. Aachen 1897—1923.
34. Trier 1897—1923.
35. Schleswig 1897—1923.
36. Sigmaringen 1897—1923.
37. Aurich 1897—1923.
38. Stade 1897—1923.
39. Köln 1897—1923.

Kurven 1–12.

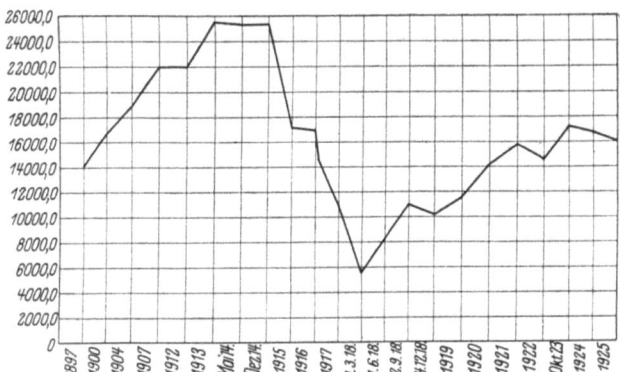

Kurve 1. Der in den Jahren der stattgefundenen Viehzählungen (1897—1925) festgestellte Schweinebestand im Deutschen Reiche (in 1000 Stück).

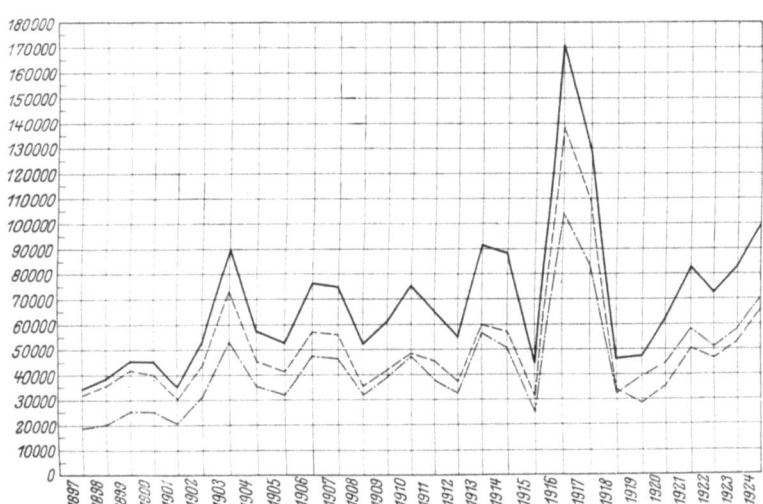

Kurve 2. Deutsches Reich: Absolute Zahl der an Rotlauf erkrankten, gefallenen und getöteten Schweine (einschl. Backsteinblattern), 1897—1924.

——— an Rotlauf erkrankt,
– – – – gefallen und getötet,
—·—·— verseuchte Gehöfte.

44　　　　　　　　　　F. Cohen:

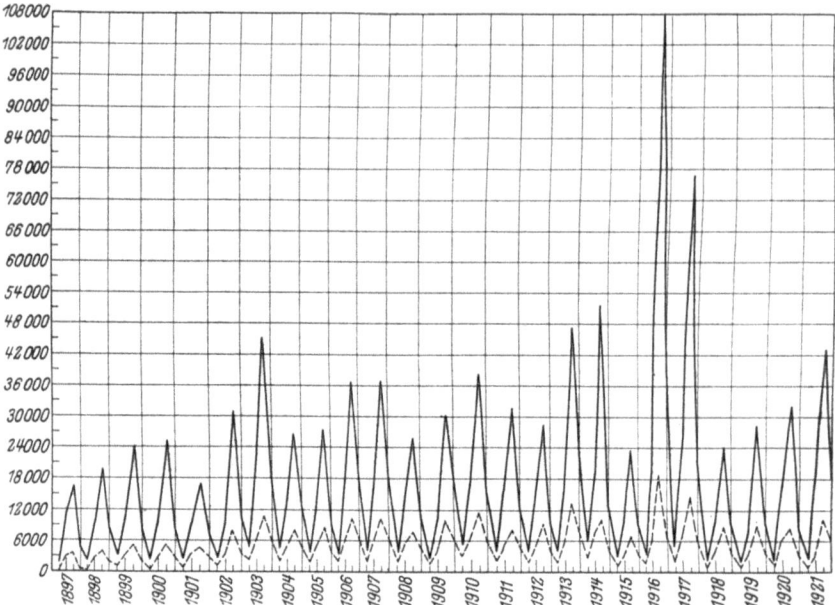

Kurve 3. Zahl der erkrankten Schweine und der verseuchten Gemeinden pro Vierteljahr im Deutschen Reiche von 1897—1921.

——— an Rotlauf erkrankte Schweine, - - - - von Rotlauf betroffene Gemeinden.

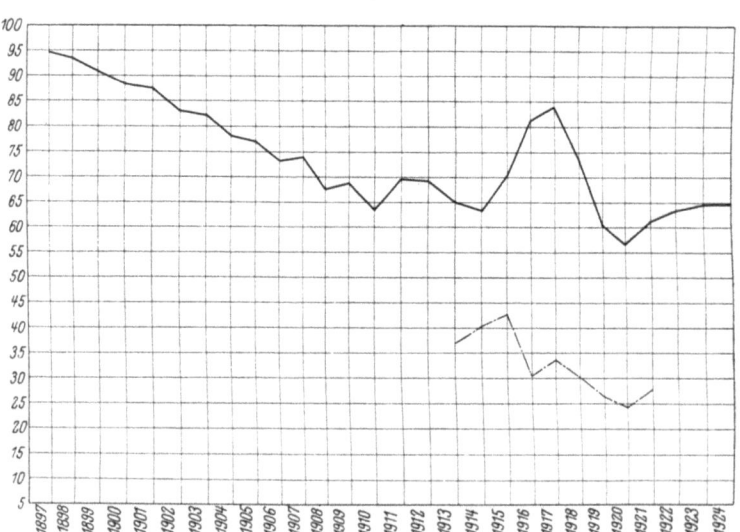

Kurve 4. Prozentuale Verluste durch gefallene und getötete Schweine im Deutschen Reiche (1897—1924).

——— gefallen oder getötet, —·—·— gefallen.

Zur Epidemiologie des Rotlaufs.

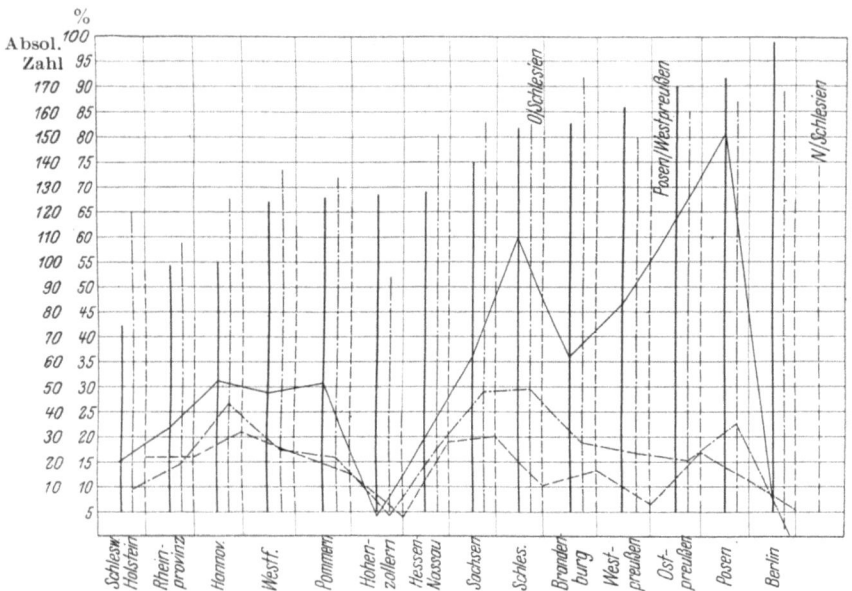

Kurve 5. Provinzen Preußens: 3 Abschnitte (1897—1913, 1914—1919 und 1920—1924). Prozentzahl der Gefallenen und Getöteten von den Erkrankten; absolute Zahl der Erkrankten.

Linke Zahlenreihe: Absolute Zahl der Erkrankten in 1000 Stück.

Zahlenreihe an der Kurve: % der gefallenen und getöteten von den Erkrankten.

Senkrechte Linien:

——— Vom Jahre 1897—1913 fielen oder wurden getötet im Durchschnitt von je 100 erkrankten Schweinen in den einzelnen Provinzen Preußens.

- - - - Vom Jahre 1914—1919 fielen oder wurden getötet im Durchschnitt von je 100 erkrankten Schweinen in den einzelnen Provinzen Preußens.

—·—·— Vom Jahre 1920—1924 fielen oder wurden getötet im Durchschnitt von je 100 erkrankten Schweinen in den einzelnen Provinzen Preußens.

Kurvenlinien:

——— Summe der erkrankten Schweine 1897—1913.
- - - -   ,,   ,,   ,,   ,,   ,,   1914—1919.
—·—·—   ,,   ,,   ,,   ,,   1920—1924.

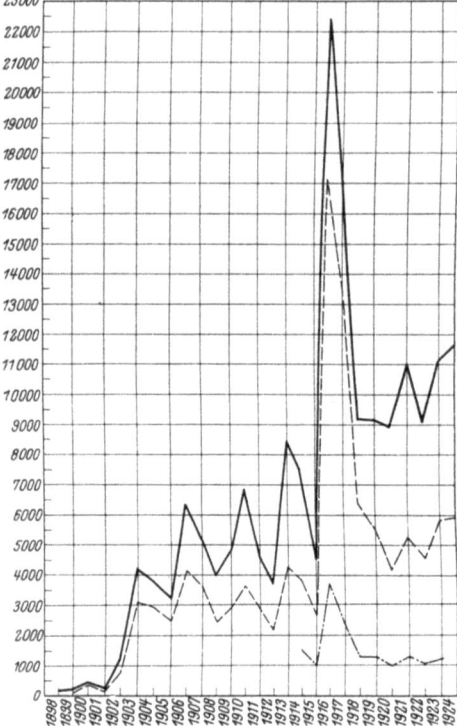

Kurve 6. Bayern. Absolute Zahl der erkrankten, gefallenen und getöteten Schweine von 1898—1924.

——— an Rotlauf erkrankt
— — — gefallen oder getötet
—·—·— gefallen.

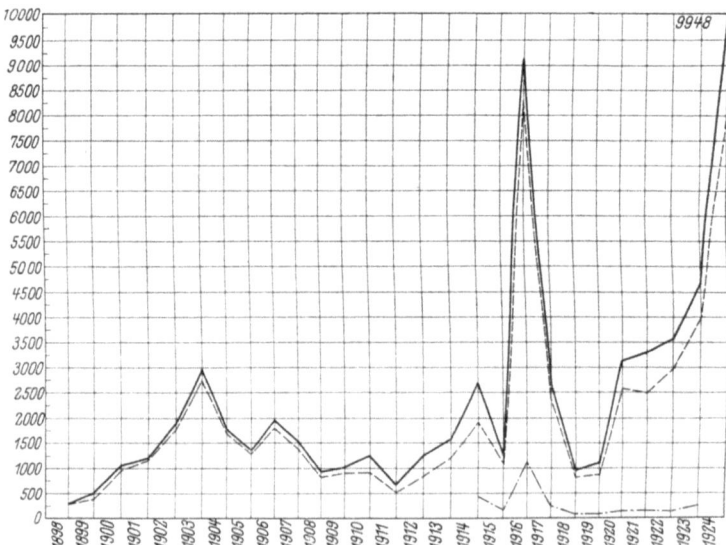

Kurve 7. Freistaat Sachsen. Absolute Zahl der erkrankten, gefallenen und getöteten Schweine von 1898—1924.
——— an Rotlauf erkrankt, — — — gefallen oder getötet, —·—·— gefallen.

Kurve 8. Württemberg. Absolute Zahl der erkrankten, gefallenen und getöteten Schweine von 1899—1924.

——— an Rotlauf erkrankt
- - - - gefallen oder getötet
—·—·— gefallen.

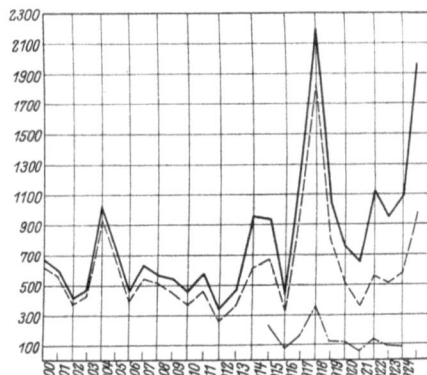

Kurve 9. Baden. Absolute Zahl der erkrankten, gefallenen und getöteten Schweine von 1898—1924.

——— an Rotlauf erkrankt
- - - - gefallen oder getötet
—·—·— gefallen.

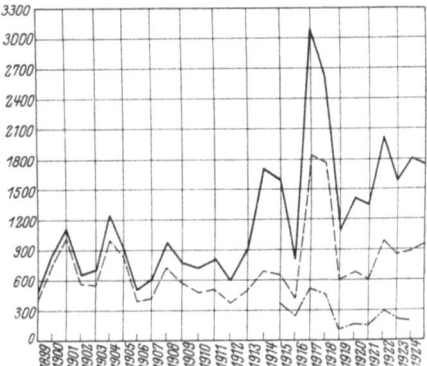

Kurve 10. Hessen. Absolute Zahl der erkrankten, gefallenen und getöteten Schweine von 1898—1924.

——— an Rotlauf erkrankt
- - - - gefallen oder getötet
—·—·— gefallen.

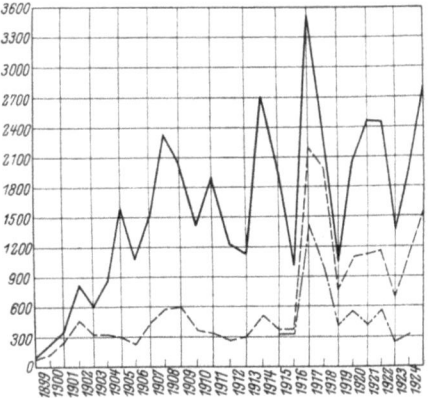

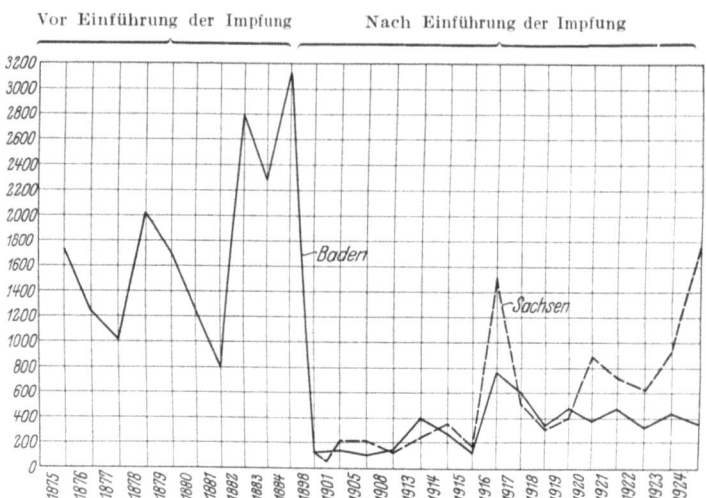

Kurve 11. Vergleich zwischen Baden vor Einführung der Impfung (1875—1884) mit Baden und Sachsen (1898—1924): Relative Zahl der an Rotlauf erkrankten Schweine.

Von je 100 000 Stück des Schweinebestandes erkrankten in Baden vom Jahre 1875 bis 1924 an Rotlauf, in Sachsen 1898—1924. (1875—1884 nach der Tabelle von *Lydtin* und *Schottelius*.)

——— Baden, - - - - Sachsen.

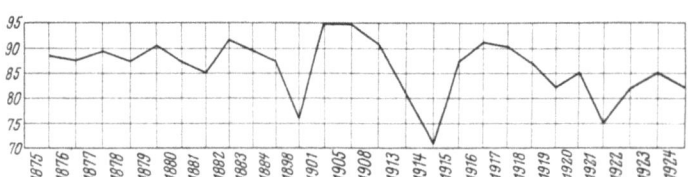

Kurve 12. Vergleich zwischen Baden vor Einführung der Impfung (1875—1884, nach *Lydtin* und *Schottelius*) mit Freistaat Sachsen (1898—1924): Prozentuale Zahl der Gefallenen und Getöteten von den Erkrankten.

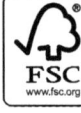

MIX
Papier aus verantwortungsvollen Quellen
Paper from responsible sources
FSC® C105338

If you have any concerns about our products,
you can contact us on
ProductSafety@springernature.com

In case Publisher is established outside the EU,
the EU authorized representative is:
**Springer Nature Customer Service Center GmbH
Europaplatz 3, 69115 Heidelberg, Germany**

Printed by Libri Plureos GmbH
in Hamburg, Germany